Postparto en positivo

Carmen Moreno

VERGARA

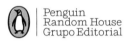

Penguin
Random House
Grupo Editorial

Primera edición: mayo de 2022

© 2022, Carmen Moreno
© 2022, Penguin Random House Grupo Editorial, S. A. U.,
Travessera de Gràcia, 47-49. 08021 Barcelona

Printed in Spain – Impreso en España

ISBN: 978-84-18620-54-6
Depósito legal: B-5.339-2022

Compuesto en M. I. Maquetación, S. L.
Impreso en Indice, S. L.

VE 2 0 5 4 6

ÍNDICE

INTRODUCCIÓN

Nace un bebé, nace una madre. El nacimiento de una madre es un proceso gradual e intenso que se forja con el tiempo y con los aprendizajes que trae la llegada de un bebé. El postparto es cambio, es fusión entre madre y bebé, es dar a luz a una criatura y, al mismo tiempo, a una nueva versión de una misma. Es una etapa que remueve los cimientos, nos abre a revisar nuestra historia de vida, a sanar heridas del pasado y a crecer con nuestros bebés. La maternidad cambia el cuerpo, cambia la mente y recoloca nuestros valores y prioridades.

La cultura del miedo y la medicalización que rodean el embarazo y el parto favorecen que casi todo el protagonismo en la educación maternal recaiga en el momento del parto. Dar a luz es una experiencia que cambia la vida y merece todo el cuidado y toda la planificación que una le ha dedicado. Pero pocas de nosotras preparamos con la misma atención el periodo del postparto. Tendemos a pensar en el parto como el momento más decisivo y complejo.

El nacimiento deja una huella en la madre y en el bebé, pero no es el fin. Es el comienzo. Un comienzo que a menudo afrontamos con expectativas que no concuerdan con la realidad. La transición hacia la maternidad y la paternidad nos impacta. Nos transforma. Nos remueve. Nos llena de amor y de miedos; de luces y sombras. La escala de emociones se resetea y se acentúan los extremos. Los momentos altos nos hacen vibrar más alto. Los bajos son mucho más bajos. Contar con herramientas para gestionar esos primeros meses con seguridad, confianza y calma se traduce en experiencias más positivas y saludables.

A lo largo de los años he acompañado a miles de familias durante su embarazo a través de mis cursos, talleres y de mi primer libro publicado, *Hipnoparto: preparación para un parto positivo*. Mi objetivo siempre ha sido intentar facilitar el mejor comienzo posible en la maternidad y la paternidad, y en la vida al otro lado de la piel de los bebés. Ese es también el objetivo de este libro. Cuando termines de leerlo, dispondrás de información y herramientas prácticas para vivir un comienzo marcado por el amor y la calma. Así como preparar el parto ayuda a afrontarlo con confianza, el mismo principio puede aplicarse al postparto. Este es el libro que me hubiera gustado leer antes de ser madre o al inicio de mi andadura en la maternidad. No hay verdades absolutas, solo reflexiones y ejercicios prácticos para vivir una maternidad más conectada, auténtica y libre. No hay una manera; hay solo tu manera, o vuestra manera, si maternas acompañada. Te animo a que te quedes con lo que más te haga vibrar, dejes ir lo que no y, ante todo, conectes con tu intuición e instinto.

Este libro no es otro manual sobre «cómo atravesar el primer año» o «cómo tener una determinada experiencia», aunque quiero que esa experiencia sea lo más positiva y saludable posible. Aquí no encontrarás cómo cambiar un pañal o cuáles son las características de un buen agarre. Tampoco encontrarás cómo maternar, porque no hay una sola manera, y cada madre encuentra su camino. Mi deseo es que este libro sea un buen acompañante en la travesía que supone encontrar tu manera, y que te ayude a trazar tu camino sin miedos, con calma, confianza y mucho amor. Espero que su lectura te facilite hacer una pausa, respirar, buscar tu equilibrio y mirar más hacia dentro que hacia fuera; saber que lo estás haciendo bien y que eres todo lo que tu bebé necesita.

Escribo este libro para ti, tanto si estás embarazada como si ya has dado a luz hace días, semanas o meses. Estas páginas parten de mi propio proceso de escucha a una gran variedad de experiencias, únicas e irrepetibles. He entrevistado a muchas madres como parte de su escritura. Por eso estoy segura de que encontrarás algo para ti.

El postparto es una etapa llena de aprendizaje y, como tal, viene acompañado de unas buenas dosis de estrés, miedos y preocupaciones. Casi todas las madres que he entrevistado admiten haber experimentado preocupaciones e inseguridades que han resultado limitantes en su vida. Independientemente de lo grave o leve que sea el impacto de aquello que te inquieta y te impide estar tranquila, este libro te beneficiará. Contar con información y recursos para vivir un postparto y una maternidad más plena y gozosa siempre es beneficioso. Escribo este libro porque tu bienestar importa.

Para que este libro te acompañe a la hora de hacer esos cambios que te permitirán vivir un postparto más pleno, trabajaremos basándonos en tres pilares. El primero es la información, que es la mejor arma para afrontar lo desconocido. Información veraz, basada en evidencias y en la sabiduría compartida que aporta la variedad de experiencias. Información que no alimenta la autoexigencia, sino la escucha y la conexión con una misma. Información que cuestiona y amenaza a esas creencias que nos limitan y nos hacen daño. El segundo pilar te invita a pasar a la práctica a través de un plan de postparto que aborda elementos prácticos y aplicables a tu día a día. El tercer pilar está compuesto por ejercicios y recursos creados para cultivar la calma y la presencia, y dejar ir aquellos miedos que te perjudican, desde la respiración hasta el cambio de mirada a través de la reflexión.

El hilo conductor será siempre la aplicación de técnicas de hipnosis y meditación para mejorar tu experiencia, y trabajaremos no solo desde lo informativo o práctico, sino a un nivel más profundo. Las dos partes del libro tienen elementos de estos tres pilares. En la primera parte cubriremos el viaje emocional del postparto con el objetivo de visibilizar todo lo que ocurre en el puerperio, cuestionar nuestras creencias y validar la diversidad de experiencias a través de la información y de ejercicios prácticos pensados para cultivar la calma y conectar con aquello que nos proporciona paz como madres. En la segunda parte crearemos un plan de postparto a partir de cuestiones específicas, como los primeros días, la lactancia o el autocuidado. En todo el libro encontrarás ejercicios prácticos para cultivar la calma y la conexión en el postparto.

Dada la importancia de contar con información veraz, contrastada y basada en evidencias, me referiré a estudios y recomendaciones con base científica. Eso no quita que elijas algo diferente de lo que la ciencia ha etiquetado como «lo mejor», y que eso sea lo mejor para ti y para tu bebé. Maternar no es una ciencia exacta; de hecho, no es una ciencia. Así como en matemáticas dos más dos son cuatro, la maternidad es una experiencia individual y de una gran carga humana.

Como firme defensora de la ciencia que apuesta por el debate y la revisión —y que jamás se presenta como verdad absoluta, sino como aprendizaje dentro de un contexto cambiante—, te animo a ver las conclusiones de los estudios como verdades provisionales. Avanzamos con nuevas hipótesis y metodologías que parten del cuestionamiento, del ir más allá y de la escucha. La ciencia nunca debería ser una herramienta que nos aleje de la escucha de nuestras necesidades y elecciones. Así que espero que la información contrastada te sirva para tomar decisiones sin alejarte de tu verdad.

Según parece, estando como estamos en plena era de la información necesitamos validar aquello que nuestro instinto o nuestro cuerpo demanda con estudios o consejos de expertos que lo corroboren para darle cabida, o que lo desmientan contradiciendo lo que sentimos. Hay cientos de ejemplos de esa validación externa. Tras el nacimiento de un bebé, el instinto materno es cogerlo y abrazarlo, mantenerlo en contacto. Sin embargo, hemos necesitado toneladas de evidencias científicas que demuestran los beneficios de esta conducta innata para que empiece a respetarse en entornos clínicos. El bebé necesita estar en contacto con la piel de su madre para regular sus constantes vitales e iniciar la lactancia materna. La madre necesita ese contacto para facilitar el vínculo e incluso para prevenir hemorragias postparto. Ya lo sabíamos: es el instinto de toda madre y de todo bebé; está grabado en nuestras células. Pero ahora también lo sabemos de un modo más racional. Las semanas de gestación no se establecen según la fecha de concepción o el primer día de tu última regla, aunque sepas estas fechas con certeza. Prevalece el criterio médico. Son estimaciones sobre una ecografía que puede tener entre un diez y un veinte por ciento de margen de error. Y a la hora de parir, no estás de parto hasta llegar a un determinado número de centímetros de dilatación. Por mucho que defendamos la evidencia científica que nos ayuda a evolucionar, la aplicación de la ciencia a la crianza siempre debería ser una herramienta que juegue a nuestro favor, y no un medio más de sentar cátedra y alimentar los «debería». No, gracias. Ya tenemos suficiente con los opinionólogos y con nuestras propias autoexigencias. Además, lo que es válido hoy, puede no serlo mañana. Coge lo que más hondo cale en ti y desecha lo que no. Lo que debe prevalecer es tu sentir.

En estas páginas miraremos mucho hacia dentro, hacia nuestras creencias. Puede que creas que puedes con todo, o que deberías poder, pero no llegas a nada; que debes recuperarte en un tiempo récord o volver a tu vida anterior como si nada hubiera pasado. Puede que, en tu sistema de creencias esté grabado que debes atender a las visitas y dejar tus necesidades en un segundo plano. Tal vez dudes de tu capacidad de maternar o te preguntes si las decisiones que estás tomando son las más apropiadas. Esas creencias, que te alejan de la escucha de lo que tú necesitas, de tu confianza en tu capacidad de maternar y de tu calma, son las que trabajaremos de manera práctica a lo largo del libro. La calma puede cultivarse. Puedes escuchar el miedo cuando aparece, darle un espacio y dejarlo ir si no te beneficia.

Sin embargo, no todo el trabajo es interno. Una de cada cuatro mujeres sufre un trastorno mental durante el embarazo. El setenta y cinco por ciento de esas mujeres nunca son diagnosticadas.[1] Necesitamos cuestionar esas cifras para ver qué está fallando. Conocer y validar todo lo que conlleva esta etapa de transformación —el nacimiento de una madre— para poder darle el valor, el lugar y el apoyo que le corresponden. Durante el postparto necesitamos espacios de cuidado y apoyo. Tradicionalmente, el cuidado a las madres ha estado en el centro de muchas culturas. Sin embargo, la cultura occidental ha roto con esta práctica, y parece que lo esperado o deseable es volver a tu vida anterior como si nada hubiera pasado. Aparecen las bajas maternales insuficientes o la falta de espacios de apoyo y de una comunidad que cuide de las madres y los bebés. Recuperar esa cultura de cuidado al postparto (a las madres, a la vida) es otro de los objetivos de este libro. Solo comprendiendo la profundidad de esta etapa y de sus necesidades podremos acompañar como sociedad. Y eso solo será posible poniendo el cuidado de la vida en el centro: el de las personas que cuidan, que maternan. Porque sin madres no hay vida.

Hoy en día, la mayoría de las madres criamos a nuestros hijos en entornos urbanos principalmente solas o con escasa ayuda. Ese rol de la comunidad ahora queda relegado al papel del padre, la madre no gestante, a los abuelos, a cuidadoras remuneradas o a instituciones como escuelas infantiles. Entender que necesitamos ese apoyo y cuidado ayuda a bajar los niveles de exigencia, a delegar y a planear cómo podemos mejorar nuestro entorno dentro de

---

1. L. M. Howard, E. G. Ryan, K. Trevillion, F. Anderson, D. Bick, A. Bye, S. Byford, S. O'Connor, P. Sands, J. Demilew, J. Milgrom y A. Pickles, «Accuracy of the Whooley questions and the Edinburgh Postnatal Depression Scale in identifying depression and other mental disorders in early pregnancy», *The British journal of psychiatry: the journal of mental science*, 212 (1), 2018, pp. 50-56, <https://doi.org/10.1192/bjp.2017.9>.

nuestras posibilidades. Por eso, además de conectar con nuestras necesidades también miraremos a lo externo —a lo social y cultural— y veremos cómo nos afecta.

La maternidad nos abre al mundo emocional. Nos invita a mirar hacia dentro, a conocernos y a revisarnos. Es una apertura necesaria para poder conectar con nuestro bebé. Se despierta una sensibilidad especial. La transformación de la maternidad es irreversible. Nada cambia de verdad hasta que ya no existe otra opción, y en la maternidad solo hay un camino, y es el que avanza. No hay una «vuelta a la normalidad», porque ser madre cambia la estructura de tu cerebro, tu cuerpo; cambia tu alma, y nunca serás la misma persona. No podía ser de otra forma. La antropóloga Dana Raphael lo llama «matrescencia», porque ser madre involucra cambios tan drásticos en nuestro cerebro como los que suceden en la adolescencia. Con el nacimiento de tu bebé, nace una nueva versión de ti misma. Y no es una metáfora; es real.

La maternidad invita a la transformación, al crecimiento y a encontrar esa mejor versión de ti misma. Los ejercicios que aquí propongo están pensados para cultivar la presencia y la calma, y te ayudarán a aceptar todo lo que aflora en esa metamorfosis, a afrontar los retos de la maternidad y a saborear los pequeños momentos. La hipnosis te permitirá hacer cambios en tu ritmo, modificar tu perspectiva y utilizar técnicas como la visualización para aumentar tu bienestar. Con este libro quiero acercarte a un postparto pleno del que saldrás fortalecida, abrazando las luces y las sombras de este delicado periodo. Quiero que este libro te ayude a escucharte, a conectar contigo misma y con tu bebé. No quiero sumar al ruido externo de la sobreinformación, sino a la calma y la conexión. Independientemente de los motivos que tengas para leer este libro, la respuesta está en ti. Te deseo un postparto feliz, libre de autoexigencia y lleno de conexión.

¿Estás lista para empezar este camino sin retorno? ¡Nos vemos al otro lado!

¿Cómo utilizar este libro?

Te recomiendo leer el libro de principio a fin. Aunque los capítulos son independientes entre sí, si bien están relacionados, te animo a leerlos en orden.

Para maximizar lo que te lleves de este libro, te aconsejo tener a mano una libreta o un diario en el que puedas anotar tus reflexiones o poner en práctica los ejercicios. Te animo a que leas este libro conectando con las emociones que afloren. Hacer una pausa y escribir te conectará con todo lo que se va removiendo en la transición a la maternidad. Al final de cada capítulo encontrarás tres «píldoras de reflexión» que puedes desarrollar a modo de reflexión sobre lo que vamos abordando. El objetivo es que conviertas este libro en tu libro. Yo comparto mis reflexiones, pero no son universales, se basan en mi experiencia y en la de las familias a las que he acompañado. Es difícil leer un libro y procesar todo lo que tiene que ofrecerte. Sin embargo, si tras la lectura de cada capítulo escribes tus pensamientos y reflexiones, te llevarás mucho más. Escribir ayuda a regular las emociones. Está demostrado que cuando escribimos, sobre todo si es a mano, retenemos e integramos más la información. Puedes escribir en este mismo libro; de hecho, te animo a que anotes, subrayes y lo hagas muy tuyo.

Además de una libreta en la que anotar lo que más haya calado en ti, necesitarás un dispositivo donde descargar el material que acompaña al libro. Puedes descargarlo en <http://partopositivo.org/postparto-positivo/> o escaneando el código QR que encontrarás a continuación. Con el libro encontrarás tres recursos:

- Audio *Maternar en calma*, ideal para escuchar antes de ir a dormir
- Audio de afirmaciones positivas para el postparto
- Plan de postparto imprimible

A lo largo del libro también encontrarás frases destacadas. Son una invitación a la pausa, al diálogo amable y compasivo contigo misma. Cada vez que encuentres una, si ves que conecta contigo, permítete detenerte un momento. Ponte la mano en el corazón y repite la frase sintiendo lo que dices. Conecta con las emociones que afloran.

Todos los ejercicios que verás en estas páginas han sido probados en mis cursos y talleres. Por eso tengo la certeza de que funcionan. Los ejercicios están diseñados para que puedas integrarlos en tu día a día, sin que requieran buscar más tiempo. Puedes hacerlos mientras caminas, alimentas a tu bebé o antes de ir a dormir. No te preocupes si algo no funciona o no cala en ti; de forma natural, irás eligiendo los ejercicios que más se adapten a tus necesidades. Así que escúchate, que de eso se trata.

Contacto con la autora

Me encantaría conocer tu experiencia y los retos de tu maternidad; saber de ti. Si tienes dudas, comentarios o quieres compartir tu experiencia, estaré encantada de conectar contigo. Me encontrarás en las redes sociales por @partopositivo y @postpartopositivo, y en postparto@partopositivo.org.

PÍLDORAS DE REFLEXIÓN

¿Qué te ha llevado a elegir leer este libro?

....
....
....
....
....

¿Cuál es tu objetivo con su lectura?

....
....
....
....
....

¿Puedes identificar algo que te preocupe o cause ansiedad? ¿Algo en lo que quieras poner el foco durante la lectura del libro?

....
....
....
....
....

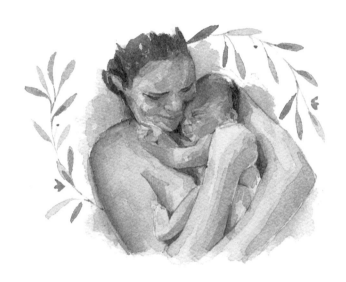

PRIMERA PARTE

EL VIAJE
EMOCIONAL
DEL POSTPARTO

Ahora que eres madre, ¿cómo estás? En serio, ¿cómo te sientes? Todas las respuestas a esta pregunta —más allá del «bien» automático— son válidas. Pero si crees en las historias que predominan en las películas o en las redes sociales, con sus posados ideales y sus hashtags gloriosos, solo hay una respuesta posible: «plenitud, amor y felicidad absoluta». Nunca volverás a tener una emoción negativa y, por supuesto, debes gritarle al mundo lo feliz que eres y pasar por el postparto sin mostrar las huellas que deja en tu cuerpo y en tu alma.

Sin embargo, ¿qué es lo normal en el postparto? ¿Qué sienten realmente las madres? La respuesta es «todo» y, a menudo, «todo al mismo tiempo». Por un lado, están las emociones que acogemos con facilidad y de las que hablamos mucho: la explosión de amor, la felicidad o la admiración por ese pequeño ser que has creado. Pero también hay otras emociones que desmontan el ideal de maternidad de color de rosa: aparecen el miedo a que suceda algo malo, la tristeza inexplicable, el anhelo por tu vida anterior o la soledad, aun estando siempre acompañada. Estas emociones también son normales. No tienen por qué ser negativas. Son parte de la vida y también del postparto.

Aceptemos la ambivalencia del postparto como algo natural. Normalicemos nuestra necesidad de espacio y contacto continuo, nuestro sentimiento de amor y rechazo, o de calma y enfado. La maternidad nos llena de luz, pero también viene con sus sombras; y entre sus luces y sombras hay una amplia gama de tonalidades. Vivir este periodo de una manera más conectada, y saludable física y mentalmente, pasa por abrazar nuestra experiencia, conectar con nuestras necesidades, escucharnos y buscar apoyo.

Las emociones no son buenas ni malas siempre que no tengan una intensidad que se sostenga en el tiempo y que afecte a nuestro bienestar. Lo que sentimos está ahí para darnos información, para que escuchemos y conectemos con nuestras necesidades. Reconocer, validar y escuchar aquello que sentimos es clave para que esas emociones nos atraviesen y den pie a otras nuevas. El postparto, por su intensidad emocional, es una oportunidad para reconectar con la escucha al cuerpo.

En esta primera parte indagaremos en el viaje emocional del postparto y en cómo cultivar la calma en un periodo durante el cual las emociones están a flor de piel.

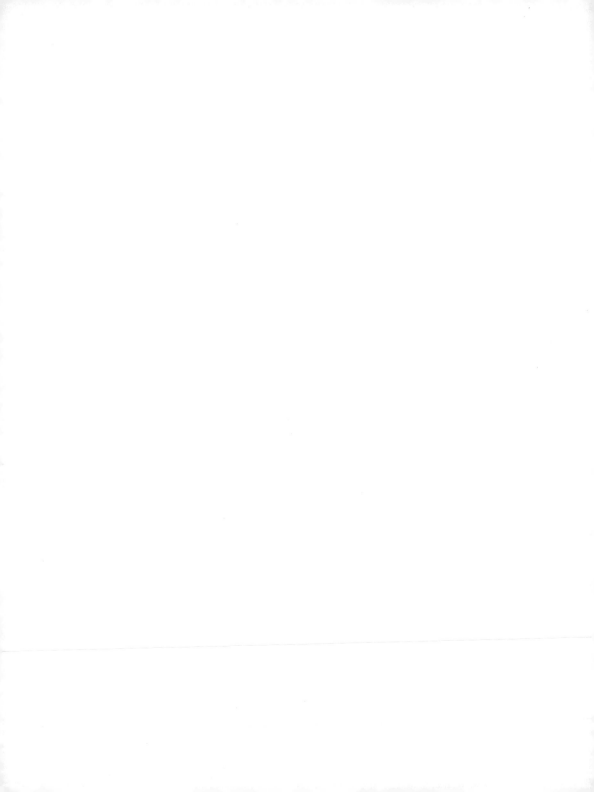

1
¿QUÉ ES EL POSTPARTO?

Con el nacimiento de tu bebé llega el postparto, un periodo de fusión entre la madre y el bebé cargado de emociones. Pero no solo nace un bebé, sino también una madre, y el nacimiento de una madre puede ser mucho más intenso que el del bebé. El postparto es ser casa, refugio y alimento. Es amor y conexión en su estado más puro. Es ser dos en una. Fusionadas. Es estar presente y poner el cuerpo. Es sangre, leche y lágrimas de emoción, alegría y tristeza. Es pisar el pedal del freno a la vez que se acelera en un viaje sin retorno. Es tiempo que se escurre y alarga a partes iguales. Días interminables, semanas que vuelan, instantes que quedan grabados para siempre, y otros muchos que se desdibujan y se esfuman. Es llenarse de luz y también de sombras. Es redescubrir el cuerpo. Es caos. Es locura y cordura. Es confiar en que el tiempo todo lo ordena. Es todo esto y mucho más, y todo junto y revuelto. Quizá para ti sea algo diferente porque es, ante todo, una experiencia única y personal. De algún modo, todas compartimos la gran transformación que experimentamos en esta etapa. De repente ya no eres tú: sois tú y tu bebé (o tus bebés). Es perderte y encontrarte siendo otra versión de ti misma.

Recuerdo haber disfrutado algunas veces de esa parada en el camino. De cuando en cuando, habitar con plenitud ese espacio desnudo que es el postparto; simplemente estando, sin exigencias. Otras muchas veces me pudo la lista de cosas que debía o quería hacer, cuando en realidad ya lo estaba haciendo todo. El pulso entre mi yo madre y mi yo productivo siempre estuvo, y está, ahí. Está bien así. La escucha y atención por lo que es importante para mí, más allá de mi rol de madre, ha sido un pilar fundamental en mi maternidad. Aceptar que no soy perfecta ni tengo que serlo. Que no llego a todo, ni tengo que llegar. Prestar atención a aquello que me aleja de mis valores y a lo que me trae paz como madre y mujer.

El postparto invita a detenerse, a bajar el ritmo, a la escucha sin horarios ni exigencias. El postparto es naturaleza. Impredecible, incontrolable, con sus ritmos libres y cambiantes. En la naturaleza una semilla germina, una flor florece y cada proceso requiere su tiempo. No podemos forzarlo. Podemos proporcionar las mejores condiciones: un suelo fértil, luz solar y agua. Esas condiciones favorecerán el proceso, pero no podemos acelerar su ritmo natural. Lo mismo sucede con el postparto. Es un proceso único por el que pasamos todas de manera distinta y con ritmos diferentes.

Así pues, el postparto es una etapa de extremos. La explosión de amor contemplando a tu bebé, el placer de oler su piel, el cruce de miradas mientras lo acunas en tus brazos o su cara de satisfacción al terminar una toma. El postparto es extático y placentero, pero también es amargo y agotador, y muchas veces va acompañado de emociones desbocadas y contradictorias. A ratos anhelas tu vida anterior, pero en realidad no quieres cambiarla. Sientes que vas a explotar de amor, y al cabo de unos minutos estás completamente desbordada. Pasas horas contemplando a tu bebé y quieres huir al final del día. Miras a tu bebé con más presencia de la que conocías, y luego te evades leyendo libros o mirando el móvil durante las interminables horas de teta o brazos.

Recuerdo la contradicción de sentirme afortunada cada mañana por los despertares lentos, y a la vez tener ratos en que envidiaba a mi marido por poder ir a trabajar y hablar con adultos. Que su vida no hubiera cambiado tanto como la mía en un abrir y cerrar de ojos. Recuerdo mirarme al espejo y no reconocerme, pero a la vez tomar conciencia del poder de mi cuerpo. El postparto es estar siempre acompañada de tu bebé, pero tener los momentos de soledad más crudos y reales. Es tejer redes y crear nuevos vínculos con otras mujeres que atraviesan el mismo momento vital. Es reconocer que somos tremendamente dependientes por naturaleza y que la ilusión de independencia es una farsa del capitalismo y del individualismo que impera en nuestra sociedad. Es descubrir el valor de maternar, de cuidar de tu criatura y de ser cuidada si disfrutas del tan necesario privilegio de que así sea.

Es aprender a cada instante sintiendo que no sabes nada. Es buscar respuestas, consejo experto, opiniones y, de alguna manera, también es aceptar que la respuesta pocas veces está fuera. El conocimiento se encuentra en los libros, pero la sabiduría se cultiva desde dentro, y a menudo nace de enfrentarnos a lo desconocido y encontrar nuestro camino. Las noches sin dormir, la gran responsabilidad de la maternidad o la montaña rusa de emociones pueden hacernos dudar sobre nuestra capacidad de maternar. Por eso, antes de continuar, quiero decirte que eres la madre que tu bebé necesita, y que todo lo que necesitas está dentro de ti. No hay una fórmula para todas. Solo la que tú formulas, poco a poco, con el tiempo y los aprendizajes que vas recogiendo. Descarta la expectativa de que maternar es una habilidad innata. No lo es; parte de la observación y del aprendizaje. De los errores y de los aciertos. Los errores no son el problema; son la solución. El pediatra y psicólogo Donald Winnicott habla de «madres lo suficientemente buenas». ¿Y qué hace una madre lo suficientemente buena? Deja atrás los ideales de perfeccionismo y la autoexigencia. Entiende que cometer errores forma parte del proceso y se esfuerza en reparar esos errores cuando se dan. Entiende que tu bebé no necesita una madre perfecta, te necesita a ti. No ser perfectas no daña a nuestras criaturas. Probablemente, lo opuesto también sea cierto. A veces, es difícil reconocer que el error forma parte de ese camino. La autoexigencia de acertar en todo nos hace perseguir en exceso el consejo experto y la información que nos facilite una hoja de ruta. Buscar insaciablemente fuera, cuando a menudo la respuesta está dentro.

Soy la madre que mi bebé necesita.

El hecho de conocer muchas experiencias distintas nos ayuda a desmitificar el postparto y la maternidad. Por un lado está el postparto endulzado, en el que todo es de color de rosa, y, por otro, el postparto amargo y oscuro que cada vez más madres relatan. La expectativa de que lo correcto (o lo más deseado) es que sea de color de rosa genera culpa y una necesidad de mostrar siempre la mejor cara, ocultando los sentimientos encontrados que la inmensa mayoría de las madres, por no decir todas, experimentamos.

En consecuencia, muchas madres viven esa ambivalencia en soledad. Este libro también pretende validar tu experiencia, que es única e irrepetible, y aportar información y herramientas que te ayuden a vivirla con calma. De alguna manera, la polaridad es intrínseca al postparto. La diferencia entre los momentos altos y los bajos reside en cómo te sientes, no en tu capacidad o valía como madre.

El postparto es un periodo de reajuste, de adaptación y de cambio, y, como todos los cambios vitales, va acompañado de estrés. Sin embargo, pese a las connotaciones negativas que tiene esta palabra, sin el estrés adaptativo que despierta cualquier cambio, no conseguiríamos adaptarnos. En exceso, tiene efectos negativos sobre nuestro bienestar. Por eso trabajaremos en las herramientas que nos permitan vivir el puerperio desde la calma.

En este capítulo nos centraremos en el viaje emocional del puerperio de manera cronológica, empezando por el nacimiento. Sin duda, el postparto nos conecta; nos fuerza a escuchar, con sus emociones desbocadas, una corporalidad ineludible y el corazón abierto. En el postparto lo sentimos todo, y de manera mucho más intensa. Es como si nuestra escala emocional se hubiera reajustado remarcando los extremos. Todo cambia, todo se reajusta, y tales cambios requieren tiempo. Pero esa sensibilidad está ahí para que puedas conectar con tu bebé, sentirlo, amarlo, cuidarlo y entregarte a ese pequeño milagro que has creado.

Bajo el ritmo y me permito sanar en cuerpo,
mente y alma respetando mis tiempos.

Nacer, dar a luz

El parto es un rito de paso, un momento que queda marcado para siempre en la madre y en el bebé. Tu propia experiencia puede conectarte con tu fuerza y tu poderío, o dejarte con una sensación de vacío, fracaso o desconfianza. Sea como sea el nacimiento de tu bebé, ninguna madre falla. Todas lo hacemos todo basándonos en nuestra experiencia, que es única e irrepetible. Dar a luz es algo que damos, con independencia del «cómo». Sin embargo, en función de «cómo sea» esa experiencia, influirá profundamente en el postparto, al menos en el inicio. El nacimiento es un momento trascendental que deja una huella imborrable en la madre y en el bebé. Nos han vendido que, mientras la madre y el bebé estén bien (es decir, vivos), todo vale. Esta creencia se nutre de la cultura del miedo al parto y se perpetúa a través de la sobremedicalización de un proceso natural. El parto es un proceso natural y fisiológico que a veces puede necesitar ayuda médica. Pero no es un proceso médico que en ocasiones suceda de forma natural. Estar bien va mucho más allá de estar vivos. La salud física y mental importa independientemente de las circunstancias que rodeen tu experiencia.

Durante años he acompañado a muchas familias con el objetivo de favorecer experiencias de embarazo y parto saludables, tanto física como emocionalmente. Por supuesto, no siempre sucede, pues no hay ninguna preparación que pueda garantizar una determinada experiencia. Saber tus opciones, conocer el proceso, trabajar en los miedos y cultivar la calma te ayuda en cualquier escenario, y te aportan las herramientas necesarias para gestionar tu experiencia de la mejor manera. La importancia de vivir una experiencia positiva va más allá de guardar un recuerdo bonito. Se trata de tener el mejor comienzo en la maternidad, en la paternidad y en la vida al otro lado de la piel.

Una experiencia negativa puede afectar al postparto. De hecho, según un estudio realizado en el año 2000, un diecisiete por ciento de las mujeres experimentan recuerdos intrusivos de su parto todos los días; un veintiocho por ciento, entre dos y cuatro veces por semana, y un treinta y siete por ciento, al menos una vez a la semana.[1] Otro estudio concluyó que el catorce por ciento de las mujeres observadas experimentan recuerdos negativos de su parto, y que estos son tan intensos que afectan a su calidad de vida y a su bienestar.[2] Lamentablemente, estos datos no resultan sorprendentes. Son muchas las mujeres que viven la experiencia desde el sufrimiento, y de alguna manera las creencias socioculturales ya nos predisponen a experiencias negativas.

1. D. K. Creedy, I. M. Shochet y J. Horsfall, «Childbirth and the development of acute trauma symptoms: incidence and contributing factors», *Birth*, 27 (2), Berkeley, 2000, pp. 104-111, <https://doi.org/10.1046/j.1523-536x.2000.00104.x>.

2. J. Czarnocka y P. Slade, «Prevalence and predictors of post-traumatic stress symptoms following childbirth», *The British journal of clinical psychology*, 39 (1), 2000, pp. 35-51, <https://doi.org/10.1348/014466500163095>.

La violencia obstétrica es una realidad reconocida por la Organización Mundial de la Salud, y que aún se niega desde algunos sectores sanitarios.

Sin embargo, hay otras formas de dar a luz y de nacer. Cuando esa huella que deja el nacimiento es de fuerza, de poderío, de confianza y de conexión con nuestro cuerpo y con nuestro bebé, nos sentimos poderosas y capaces. Ese sentir se traslada al puerperio. Empezar la maternidad desde ahí te proporciona el mejor punto de partida. Esto no significa que no vaya a haber dificultades en el postparto. Como en todo proceso de aprendizaje, las habrá, pero podremos afrontarlas desde otro lugar. Si ya has dado a luz y tu experiencia ha sido positiva, esa fuerza y ese poderío te acompañarán siempre. No solo en el puerperio, sino también en tu vida. No hay dos experiencias iguales, y la misma experiencia vivida por distintas personas puede ser procesada como positiva o como traumática, pasando por todos los matices entre un extremo y el otro. Así que, sea cual sea tu experiencia, es válida. Sea cual sea tu experiencia, has creado un milagro.

Conecto con la fuerza y el poder de dar vida.

Si has tenido una experiencia difícil, puede llevarte un tiempo integrarla. Es importante sanar esa herida respetando tus tiempos. Da espacio a todas las emociones que afloren, afróntalas, aunque te resulte doloroso. Si te sientes traumatizada, crees que tu cuerpo te ha fallado o te invaden recuerdos de tu parto, plantéate pedir ayuda. El acompañamiento de una psicóloga perinatal puede aportarte mucha luz y paz. Tu experiencia siempre formará parte de ti, pero no tiene que dominar tu presente. Escribir acerca del parto o contarlo en espacios seguros (libres de juicios) nos ayuda a integrar la experiencia, a ordenar lo que pasó y cómo pasó. Sobre todo, sea como sea tu experiencia, no olvides que eres fuerte y poderosa. ¿Hay algo más grande que el poder de dar vida? Recuerda que has creado un milagro. El parto siempre nos muestra nuestra fortaleza, aunque a veces haya que sanarlo para nutrirnos de los aprendizajes y encontrar puntos de luz.

Sé que mi cuerpo dio lo mejor de sí mismo.

He conocido a muchas madres que sienten que su cuerpo les ha fallado. Si tú también lo sientes, ten por seguro que no es cierto. Tu cuerpo y tú lo hicisteis lo mejor posible. Todas lo hacemos. Todas lo damos todo en ese momento; es instintivo hacerlo. A veces, la naturaleza necesita ayuda. A veces se culpa al cuerpo fallido de la mujer que no dilató sin mirar cómo se sentía la madre, cómo era el entorno o si estaba siendo acompañada desde el respeto. La matrona estadounidense Ina May Gaskin dice que, si una mujer no parece una diosa dando a luz, es que alguien no la está tratando bien. No hemos sido diseñadas para dar a luz si no nos sentimos seguras, en un entorno íntimo y en completa calma. Necesitamos oxitocina (la hormona que lidera el parto haciéndolo eficiente) y endorfinas (las hormonas que lo hacen más cómodo). Nuestro cuerpo solo produce estas hormonas si estamos en calma. A menudo, los entornos en los que damos a luz no facilitan que así sea y, por lo tanto, no favorecen el proceso.

En ocasiones, nuestro cuerpo puede necesitar ayuda, y está bien que así sea, porque ¿hay algo más natural que elegir lo mejor para ti y tu bebé en tus circunstancias? Esto no significa que solo las experiencias medicalizadas puedan ser negativas. Un parto natural en el que todo fluye puede resultar una experiencia positiva para una mujer y terrible para otra. Asimismo, un parto inducido o una cesárea pueden ser experiencias maravillosas. El factor más determinante en la satisfacción materna con respecto al proceso de dar a luz es que la mujer se sienta informada, respetada y dueña de su parto. Sea cual sea tu experiencia, es válida. Más allá de la experiencia, lo que prevalece es cómo te hace sentir. Si es fuente de malestar, es que hay algo que sanar.

Sé que tomé las mejores decisiones con la información que tenía.

1 - EJERCICIO PRÁCTICO: *La autocompasión*

Encuentra un lugar tranquilo. Cierra los ojos y conecta con tu respiración. Date cuenta de cómo es, de cómo te sientes. Poco a poco, modifica la respiración inhalando lenta y profundamente, y alargando la exhalación.

Tras varias respiraciones, llévate la mano al corazón. Siente cómo tu corazón late sereno. Repítete mentalmente o en voz alta:

«Acepto cómo me siento».

«Gracias».

«Hice todo lo que pude con la información y los recursos que tenía en ese momento».

«Te quiero».

Conecta con la emoción mientras te repites estas frases sanadoras. Siente la aceptación, el reconocimiento, la gratitud y el amor hacia ti misma.

El postparto inmediato: la hora dorada y las primeras horas al otro lado de la piel

Tras el nacimiento de tu bebé se da un momento de pura conexión. Necesitamos oxitocina para el alumbramiento de la placenta y para evitar excesivas pérdidas de sangre. Por lo tanto, el entorno sigue siendo igual de importante que durante el parto. También para tu bebé es un momento de gran intensidad y necesita sentir seguridad, paz e intimidad. Piensa en lo que implica el nacimiento para tu bebé. En el plano fisiológico, pasan muchas cosas. El sistema circulatorio fetal funciona de forma inversa al nuestro. Las venas transportan sangre rica en oxígeno, y las arterias, sangre pobre en oxígeno. Cuando el bebé nace, ese sistema circulatorio se invierte y se mantiene invertido el resto de su vida. Con el nacimiento, pasa de un medio acuático a un medio seco. La temperatura baja alrededor de quince grados. Hace frío. Hay luz. Ruidos. Nuevos olores. Hay espacio para estirarse. Tu bebé respira por primera vez. Aunque no son conscientes de lo que está pasando o por qué está pasando, hay personas que dicen que el parto es muy estresante, incluso traumático, para los recién nacidos. Tal vez no tiene por qué ser traumático, aunque siempre es una experiencia extraña que involucra el estrés adaptativo.

De hecho, los bebés nacen con un pico de cortisol para facilitar su adaptación a la vida al otro lado de la piel. Durante las primeras horas tras el nacimiento, tu bebé se encuentra en un estado de estrés adaptativo. Por eso los bebés acostumbran a nacer alerta, con los ojos muy abiertos. Es una respuesta normal que garantiza esas primeras horas de conexión con la madre y el establecimiento de la lactancia. Al descender por el canal del parto, su cerebro se comprime y favorece la segregación de catecolaminas, las hormonas relacionadas con el estrés que le permiten nacer alerta y adaptarse a la vida extrauterina. En ese momento, el bebé necesita tu cuerpo. Lo único que le devolverá la tranquilidad es el sonido de tu voz, de tu corazón, el olor de tu piel y tu presencia.

El «piel con piel» hace referencia al contacto directo, desnudo, de la piel de la madre con la del bebé. Independientemente del tipo de parto, el contacto directo entre madre y bebé, piel con piel, siempre debe priorizarse. Se suele hablar de la hora dorada; sin embargo, ese contacto directo, cuerpo con cuerpo, debe favorecerse siempre, no solo en el postparto inmediato, sino en las siguientes horas y días. Si la madre no puede hacer piel con piel, el bebé debería hacerlo con el padre, la madre no gestante o con otra persona de referencia.

Por un momento, ponte en el lugar de tu bebé. El nacimiento es como si te lanzasen a otro planeta en el que no conoces nada y en el que tu cuerpo funciona de una forma completamente distinta de como lo hacía unos segundos antes. La transición a ese nuevo planeta sería mucho más fácil si tu casa fuera contigo; si una parte de ti, que ya conoces, siguiera junto a ti, aunque de manera diferente. Esa parte eres tú, su madre. Sigues ahí. Tu bebé percibe tu olor familiar. De hecho, los pezones huelen como el líquido amniótico, algo que favorece que el bebé los busque instintivamente. El contacto con tu piel lo ayuda a estimular su sistema inmunológico. Escucha los latidos que lo han acompañado durante nueve meses. Siente tu calor en ese entorno frío. Se tranquiliza. Todo ha cambiado, pero todo está bien. Su casa sigue ahí, con todo lo que necesita: seguridad, calor, alimento, amor y calma.

Tu bebé pasa por un gran cambio, pero puede escuchar el latido de tu corazón, olerte. Ya no tiene frío, porque el contacto con tu piel lo ayuda a regular su temperatura corporal y a calmarse. Ya no está estresado, porque tu presencia regula sus constantes vitales y lo tranquiliza. Ya no siente que ha perdido una parte de sí mismo, porque continúa en tu piel. Nils Bergman lo define a la perfección con esta frase: «El hábitat del recién nacido es el cuerpo materno». La piel de la madre es el mejor regulador de la temperatura del bebé. Por eso, durante los primeros momentos, días y semanas es importante que el bebé esté casi siempre en contacto con la piel de la madre y, por supuesto, a ratos también con la del padre, madre no gestante u otras figuras principales de apego.

Por otro lado, tras nacer, tu bebé aún está conectado a la placenta a través del cordón umbilical, que sigue bombeando la sangre oxigenada, rica en nutrientes y células madre, hacia su cuerpo. Una vez que el bebé ha recibido toda su sangre, el cordón queda vacío, blanco y flácido. Solo entonces —a no ser que haya un motivo clínico de peso— puede ser pinzado y cortado. También hay familias que deciden esperar a alumbrar la placenta o que lo mantienen intacto en un parto «lotus».

Cuando esperamos a que el cordón haya dejado de latir y el bebé haya recuperado toda su sangre, se da lo que se denomina un pinzamiento óptimo.[3] Esta práctica favorece una transición a la vida extrauterina más tranquila, y además resulta beneficiosa a corto y a largo plazo para la salud de tu bebé. Es como si tu bebé tuviera ese doble soporte: mientras respira por primera vez, su sangre aún se está oxigenando a través de la placenta. Dispone de esos minutos de margen para ir adaptándose y que toda su sangre vuelva a donde corresponde: a su cuerpo. Existen muchos mitos desmentidos por los últimos estudios científicos, como que el pinzamiento óptimo aumenta el riesgo de ictericia del recién nacido (es decir, altos niveles de bilirrubina). Pero esto no es cierto, y así lo ha demostrado la ciencia.[4] En la actualidad, el pinzamiento óptimo tampoco es compatible con la donación de células madre o la preservación del cordón umbilical.

3. <https://pinzamientoptimo.org/>.
4. O. Carvalho, M. Augusto, M. Q. Medeiros, H. Lima, A. B. Viana Junior, E. Araujo Júnior y F. Carvalho, «Late umbilical cord clamping does not increase rates of jaundice and the need for phototherapy in pregnancies at normal risk», *The journal of maternal-fetal & neonatal medicine: the official journal of the European Association of Perinatal Medicine, the Federation of Asia and Oceania Perinatal Societies the International Society of Perinatal Obstetricians*, 32 (22), 2019, pp. 3824-3829,<https://doi.org/10.1080/14767058.2018.1473367>.

Para tu bebé, tú eres casa. De hecho, tu bebé es como un caracol que necesita llevar siempre consigo su casa, porque la percibe como parte intrínseca de su ser. Esto no solo sucede tras el nacimiento, sino hasta aproximadamente los nueve meses, momento en que se da cuenta de que es un ser independiente de ti. Este fenómeno se conoce como «exterogestación», y puede durar entre nueve meses y un año. Se asocia al momento en que los bebés son más independientes, empiezan a gatear y a explorar el mundo que los rodea moviéndose libremente. En otras palabras: tu bebé pasa de gestarse en tu vientre a seguir creciendo en tus brazos. Pero continúas siendo la casa que habita. Eres la placenta que le aporta todo cuanto necesita, aunque ahora sucede al otro lado de la piel.

Tus sentimientos como madre sobre la experiencia única del nacimiento de tu bebé están determinados por muchos factores: desde cómo haya sido el proceso del parto hasta cómo te has sentido o cómo es el entorno, pasando por tus expectativas. Lo que la naturaleza ha previsto en un nacimiento fisiológico no intervenido es que con el nacimiento de tu bebé llegues al pico de oxitocina más alto de tu vida, que ese primer encuentro esté marcado por el amor. A menudo se experimenta una sensación momentánea de confusión o sorpresa, seguida de una explosión de amor, euforia, sensación de plenitud o admiración absoluta por ese pequeño ser que acaba de nacer.

Para mí, ese inicio siempre ha estado marcado por la plenitud al recibir a mi bebé. Ese primer cruce de miradas, esas primeras palabras, el olor dulce y el tacto suave y resbaladizo de mis hijas están grabados para siempre en mi memoria. Para muchas madres, como en mi caso, es un momento de explosión de amor infinito. Sin embargo, no hay dos experiencias iguales, y para muchas madres no es así. En algunos casos se dará esa conexión instantánea. En otros, ese amor se irá despertando poco a poco conforme pasen las horas, los días y las semanas. Sea como sea, acepta tu experiencia sin dejar que te superen las expectativas y las exigencias. He acompañado a muchas madres que se sienten culpables y avergonzadas por no haber vivido ese momento como esperaban.

Acepto mi experiencia y me libero de la autoexigencia.

Existe el mito de que el vínculo entre madre y bebé sucede en un abrir y cerrar de ojos, y en un momento preciso. Si ese momento se pierde, ya no se dará o no será de la misma calidad. Esto es totalmente falso. El vínculo ya está ahí desde antes del nacimiento. El amor puede surgir en un instante o, como en cualquier relación, ir forjándose con el tiempo. Creamos un vínculo de apego seguro con nuestros bebés estando presentes y respondiendo a sus necesidades. No necesariamente por tener un parto natural, dar el pecho, colechar, portear o sentir un flechazo en los primeros minutos de vida. No es tanto lo que haces como el modo en que lo haces. Crearás un apego seguro si maternas con amor y presencia, independientemente de tu situación o tus elecciones.

Sean como sean esas primeras horas con tu bebé, el vínculo está ahí. Empieza desde mucho antes del parto, desde el momento en que conectaste con su presencia. Para conectar con ese vínculo te propongo la siguiente visualización, un ejercicio que incluyo en mi primer libro, *Hipnoparto: preparación para un parto positivo*, y que sigue siendo uno de mis preferidos.

> *Si tuviera que describir con una palabra lo que sentí al ver a mi hijo por primera vez, esta sería «confusión». Nació por cesárea de manera muy repentina en la semana 36. Cuando nació, me lo enseñaron y no lo quise coger porque tenía temblores y no me encontraba bien. Durante los primeros dos días, no sentí nada. Me alegraba de que estuviera bien, pero era raro no sentir ese amor sobre el que tanto había leído. No fue hasta los tres días cuando ya pude asimilar que había nacido. De repente, dándole el pecho, sentí ese vínculo indescriptible.*
>
> NATALIA,
> madre de un niño

A través de esta visualización reforzarás el vínculo con tu bebé, y puedes practicarla en cualquier momento. Una vez la hayas llevado a cabo varias veces junto con tu bebé —ya sea durante el embarazo o en el puerperio—, puedes repetirla, aunque no estés físicamente con tu bebé. Muchas madres la han utilizado tras el parto, cuando se produce una separación entre la madre y el bebé por un motivo clínico justificado. Visualizar el cordón les ha permitido vivir ese momento desde la calma, seguir produciendo oxitocina (la hormona del amor) y vivir una experiencia difícil de la mejor manera posible. A otras madres esta visualización las ha ayudado a conectar con su bebé cuando se han reintegrado a la vida laboral o incluso para sacarse leche de manera más efectiva. La oxitocina también es la hormona responsable del reflejo de eyección de la leche materna, de modo que a la hora de extraer leche contribuirá a fortalecer el vínculo y el amor que te une a tu bebé. Cuando visualizamos, se activan las mismas regiones cerebrales que se activarían si estuviéramos viviendo aquello que visualizamos.

2 - EJERCICIO PRÁCTICO: *La visualización del cordón dorado*

Esta visualización te ayudará a conectar con tu bebé desde el embarazo hasta el nacimiento, e incluso más adelante. Es un ejercicio para realizar con tu bebé, tanto durante el embarazo como en el postparto. Si practicas este ejercicio en el postparto, busca un momento en el que tu bebé esté tranquilo o dormido, y sitúate cerca de él.

1. Dirige tu mirada hacia arriba, hacia tu frente, sin mover la cabeza o el cuello, solamente la mirada. Cuando sientas que tus ojos están cansados, deja caer los párpados y cierra los ojos; siente el peso de los párpados. Llénate la boca de saliva. Relaja los hombros, alejándolos de las orejas. Deja caer la mandíbula, liberando cualquier tensión.

2. Permanece atenta a tu respiración. Modifícala poco a poco, hazla más lenta y profunda. Alarga la exhalación. Ahora cuenta hasta cuatro al inhalar y hasta ocho al exhalar. Respira con comodidad.

3. Inhalas 2, 3, 4.

4. Exhalas 2, 3, 4, 5, 6, 7, 8. (Repítelo cuatro veces).

5. Inhala y siente que estás calmada; al exhalar, relaja la frente, los párpados, las mejillas, la mandíbula. Toda tu cara debe estar relajada.

6. Ahora que estás tan relajada, llévate la mano al corazón y siente cómo late tranquilo. Pon la otra mano sobre tu bebé, o en tu abdomen si estás embarazada. Conecta con la presencia de tu bebé. Ahora visualiza un cordón dorado que sale de tu corazón y te une a tu bebé. Es un cordón fuerte, grueso, resistente.

7. Conforme respiras, el cordón brilla con más fuerza. Al exhalar se hace más grueso. Puedes utilizar ese cordón para transmitirle a tu bebé todo lo que quieras. Tómate unos segundos para pensar qué quieres transmitirle a tu bebé. Cuando lo tengas, siente intensamente en tu corazón todo aquello que quieres hacerle llegar. Quizá es amor, ternura, paz o gratitud. Inhalas y lo sientes con más fuerza, y al exhalar siente cómo se lo envías a tu bebé y tu bebé te lo manda de vuelta a través de ese cordón que os une por y para siempre.

8. Continúa visualizando el cordón dorado y respirando, conectando con tu bebé.

9. Si lo deseas, puedes añadir un mantra como este: «Mi bebé y yo estamos unidos por y para siempre». Repítelo mentalmente.

10. Inhala y exhala lentamente. Retira con suavidad las manos. Poco a poco, cuando estés lista. Permanece atenta a tu respiración. Lleva algo de movimiento a tus dedos, abre muy despacio los ojos y devuelve tu atención a tu alrededor.

Los primeros días

Puede que hayas dado a luz en casa, en un hospital o en una maternidad. Si has dado a luz en un entorno hospitalario, probablemente pasarás los primeros días allí antes de volver a casa. La llegada a casa suele ser un momento en el que el gran cambio de la maternidad se hace aún más real. Verterás lágrimas de alegría, de tristeza, de frustración y, por supuesto, de amor. No importa lo preparada que te sientas; estarás tierna y sentirás cómo las emociones se suceden con mayor intensidad. Es normal: tu corazón está abierto de par en par. El parto es apertura. Es ser canal. Es la fuerza de la vida abriéndose paso. Es abrirte a lo desconocido.

A la euforia inicial debida al pico de oxitocina le sigue una montaña rusa de emociones. Seguirá habiendo picos de esa hormona, aunque no tan prominentes como en el parto. No podríamos vivir con niveles de oxitocina sostenidos tan altos como en el proceso del parto. De hecho, esos niveles nos llevan a un estado de conciencia alterado. En el puerperio seguimos teniendo una combinación hormonal de oxitocina, prolactina y endorfinas —todas ellas hormonas que nos hacen sentir bien— más elevadas que en otros momentos vitales. Se producen subidas de oxitocina, pero también bajadas. Esta hormona facilita la conducta maternal, e igual que nos puede hacer sentir bien, también hace que estemos más sensibles, más alerta, programadas para proteger a nuestra criatura.

Durante los primeros días se suele hablar de «tristeza puerperal» o *baby blues*. Es normal sentir tristeza y una alta sensibilidad, que es necesaria para conectar con nuestro bebé. El postparto remueve biológicamente, nos abre; es un periodo de aprendizaje y crecimiento. En el embarazo y el parto, nuestras hormonas cambian drásticamente.

Tras el nacimiento, hay dos hormonas que caen en picado: el estrógeno y la progesterona. El estrógeno incrementa el riego sanguíneo hacia el útero, facilita el desarrollo de los conductos mamarios y estimula la producción de prolactina, la hormona responsable de la lactancia. También regula los niveles de progesterona, que a su vez crea un entorno adecuado para el desarrollo intrauterino del bebé y facilita que generemos el tapón mucoso, una masa espesa de flujo concentrada en el cuello del útero que protege a nuestro bebé de bacterias externas. Durante el embarazo, la progesterona previene que el útero se contraiga. Antes del parto, los niveles de progesterona caen, y esa caída suele coincidir con el inicio del parto. Un estudio demostró que la caída de estas dos hormonas —el estrógeno y la progesterona— se corresponde con un descenso de la serotonina, un neurotransmisor asociado a la felicidad.[5]

5. C. T. Beck y J. W. Driscoll, *Postpartum Mood and Anxiety Disorders: A Clinician's Guide*, Burlington, Jones and Bartlett Publishers, 2005.

Recibo abiertamente
las emociones que siento,
fruto de mi maternidad.

Es normal sentir tristeza, ira, rabia y otras emociones difíciles de sostener. Sin embargo, si perduran más de dos o tres semanas o sientes que algo no está bien, es importante pedirle ayuda a una psicóloga perinatal. La depresión postparto afecta a más de un diez por ciento de las mujeres, casi nunca se diagnostica y tiene tratamiento. Puede aparecer en cualquier momento durante el primer año de vida de nuestro bebé, y no necesariamente en el postparto inmediato.

Las primeras noches con tu bebé no siempre son fáciles. Durante la primera noche los bebés suelen dormir más, ya que sus necesidades están aún cubiertas por todos los nutrientes que han recibido intraútero. En cuanto a ti, puede que, a pesar de estar agotada, no consigas dormir. Quizá no puedas parar de observar a tu bebé. Es normal. Estamos programadas para proteger a nuestros bebés, y ese instinto se está regulando en el puerperio más inmediato. La naturaleza es increíble, aunque tal vez no te lo parezca tanto si no puedes pegar ojo a las tres de la mañana. Entre el segundo y el tercer día, tu bebé estará más activo, tendrá más despertares y empezará a sentir hambre, una sensación totalmente nueva. Así que, mientras la primera noche puede ser relativamente tranquila, lo más habitual es que las siguientes no lo sean tanto.

Sin embargo, durante el ajetreo de esos primeros días, no olvides conectar contigo misma y recordarte que lo estás haciendo bien. El siguiente ejercicio puede ayudarte a crear esos momentos de calma y conexión.

3 - EJERCICIO PRÁCTICO: *Conecta contigo*

1. Inhalo: calma, exhalo tensión.

2. Inhalo: «Lo hago lo mejor que puedo», exhalo: «Dejo ir lo que no depende de mí».

3. Inhalo: «Soy la mejor madre para mi bebé».

4. Exhalo: «Me permito aprender a mi ritmo».

5. Inhalo: gratitud, sintiéndola con intensidad en mi corazón. Exhalo, y la gratitud se expande por todo mi cuerpo.

*Acepto mi experiencia
y me libero de la
autoexigencia.*

Durante esos primeros días estás aprendiendo a reconocer las señales de tu bebé y a darles respuesta. No todo es instinto; ese comienzo siempre es una experiencia de aprendizaje, y no solo para ti, sino también para tu pareja, tu bebé, y para los hermanos, si los hay. La maternidad y la paternidad son una habilidad aprendida en la que intervienen elementos instintivos. Adquirir esas habilidades requiere tiempo, paciencia y práctica. La naturaleza ha preparado a tu cerebro para estar más abierto al aprendizaje, como veremos en el capítulo 7 de este libro.

Puede que escuches la siguiente frase: «Sigue tu intuición». La intuición es la habilidad de tomar una decisión de forma automática, sin pensamiento consciente,[6] y viene del aprendizaje vivencial, no del teórico. Si llevas solo un par de días con tu bebé, aún no has tenido la experiencia ni el tiempo de conocer y entender sus señales, sus movimientos y sus expresiones. La intuición no es magia. Es la capacidad de tomar decisiones automáticas basadas en tu experiencia. Para eso necesitas cultivar la sabiduría que parte de la experiencia acumulada con el paso del tiempo. Date tiempo, daros tiempo. La próxima vez que alguien te diga que sigas tu intui-

ción, recuerda que lo que quiere decir es que aprendas, que te equivoques, que aciertes y cometas errores, y que poco a poco todo será más fácil.

Durante ese periodo de aprendizaje no tiene ningún sentido exigirte la perfección. Estás aprendiendo. Incluso si no es tu primer bebé, es una nueva persona y cada embarazo, cada parto y cada bebé son únicos y diferentes. Tu experiencia anterior será un plus, pero tu nueva maternidad estará llena de aprendizajes. Del mismo modo que no te exigirías saber patinar o esquiar la primera vez que lo haces, con la maternidad sucede lo mismo.

Físicamente, tu cuerpo está sanando. Dale descanso. Escúchate. Permanecer tumbada te ayudará durante esos primeros días. Tu sangrado puede actuar como guía. Si te excedes en actividad, tu cuerpo te avisa, y quizá veas un sangrado más prominente. Escúchate y concédete lo que necesites. A veces el mayor reto es permitirnos ese descanso. No estás enferma. El embarazo, parto y postparto son casi siempre expresiones de salud. Sin embargo, eso no quita que estés viviendo una gran transformación que altera todos los aspectos de tu existencia. Así que permítete descansar.

*Me doy permiso para
hacer una pausa.*

6. X. Wan *et al.*, «The neural basis of intuitive best next-move generation in board game experts», *Science*, 331 (6015), 2011, pp. 341-346. Consultado en <https://doi.org/10.1126/science.1194732>.

El cuarto trimestre

El concepto de «cuarto trimestre» hace referencia a los tres meses de transición del embarazo a la vida al otro lado de la piel. Dar a luz a tu bebé es solo el principio. Nuestros bebés pasan de gestarse en el útero a seguir su desarrollo en nuestros brazos. Durante la mayor parte de ese cuarto trimestre seguimos siendo el hogar que habitan. Esta vez, eso sí, desde el otro lado de la piel. El cuarto trimestre implica ir reconociéndote, aprendiendo y creciendo con tu bebé. En muchas culturas el cuarto trimestre es un periodo de descanso, de cuidar a la madre, de darle calor y favorecer que tanto la madre como el bebé vayan conociéndose despacio y disfrutando de intimidad.

Hay muchos aspectos que nos remueven en este periodo: tu bebé, tus pensamientos, tus sentimientos, tu cuerpo, tus relaciones, el cansancio, la lactancia o tu identidad. Los cambios físicos y psicológicos no cesan. Cambios en tu cerebro para adaptarte a la maternidad, y cambios físicos para sanar y maternar.

Así que date permiso para hacer una pausa. Honra todos esos cambios. Prioriza tus necesidades más básicas. Pide ayuda, delega y déjate cuidar. Esto último es tan importante que profundizaremos más en ello en el capítulo 9 del libro. Durante este periodo estás construyendo las bases para los meses y los años que están por venir.

La maternidad genera una alta sensibilidad y vulnerabilidad. La sensibilidad es necesaria para conectar con nuestro bebé. Ese grado de conexión es indescriptible. Recuerdo despertarme unos segundos antes de que mi hija abriera los ojos, o sentir cómo mis pechos se inundaban de leche al escuchar sus quejas. La vulnerabilidad también es necesaria para aprender y desaprender, para revisar nuestra historia de vida y tomar conciencia de nuestras fortalezas, debilidades y límites. También para pedir ayuda, porque no hemos sido diseñadas para hacerlo solas. Como dice un proverbio africano: «Se necesita una aldea para criar a un niño». La vulnerabilidad es una fortaleza, no una debilidad.

Durante todo el cuarto trimestre, y también después, tu bebé se nutrirá de tu amor y contacto. Poco a poco irá adquiriendo la confianza y el desarrollo necesarios para descubrir el mundo que le rodea. Hemos hablado del «piel con piel» y de su importancia en las primeras horas, los primeros días y los primeros meses. El porteo es otra manera de fomentar el vínculo, regular la temperatura corporal, el ritmo cardiaco y respiratorio, y fomentar su desarrollo. Llevar a tu bebé a un beso de distancia (y después a tu espalda) tiene muchos beneficios tanto en el plano emocional y de desarrollo como en un sentido más práctico. Te permite tener las manos libres y poder moverte libremente mientras tu bebé disfruta del hecho de tenerte cerca. Puedes acudir a una asesora de porteo para elegir el mejor complemento y asegurarte de que porteas de manera segura, tanto para tu bebé como para tu espalda.

Prepárate para
un postparto positivo

Tanto en el parto como en el postparto, todo lo que necesitas ya está dentro de ti. Sin embargo, al prepararnos nos ayudamos a reconectar con esa fuerza y ese poder que ya tenemos. La información es la mejor arma contra lo desconocido. La mayoría de las mujeres invierten tiempo a la hora de prepararse para el parto, algo que yo misma defiendo como educadora perinatal, ya que arrastramos demasiadas creencias que no nos ayudan. Sin embargo, no cuentan con los recursos o el apoyo necesario para cuando llega el bebé. Sin el apoyo emocional y social que necesitamos, la mayoría de las mujeres viven el postparto como un periodo agotador y lleno de soledad en el que se sienten desbordadas.

Hay otra manera de experimentar esa transición. Como en el parto, también en el postparto la preparación es clave. El postparto puede vivirse en positivo; es decir, puede ser placentero. No dejará de ser una etapa vulnerable e intensa, pero también puede ser un regalo. Una pausa. Una invitación a ser la mejor versión de ti misma. A reinventarte. Un periodo lleno de creatividad y de fuerza vital. Un momento de transición, de reconocerte en ese nuevo rol de madre y de recalibrar tus valores y prioridades. También de mantener aquello que es importante para ti y dejar ir lo que no.

En mi postparto me di permiso para adoptar un ritmo lento durante las primeras semanas. Me costó años de tratamientos llegar hasta mi hija y quería disfrutar cada segundo. Mi pareja estuvo conmigo. Organizamos las visitas para tener pocas y muy seleccionadas, principalmente los abuelos. Durante las primeras tres semanas no hice nada en casa. Lo que sí hice fue coger a mi bebé, darle el pecho, cantarle, mirarla y poco más. No lo estoy romantizando; estaba agotada y con los pezones doloridos. En medio de todo aquel cansancio podía sentir todo ese amor. Nunca me he sentido tan querida o he querido tanto. Ojalá todas las madres pudieran sentirse tan cuidadas y protegidas como yo me sentí. Lo recuerdo como una de las etapas más felices de mi vida, a pesar de todas las lágrimas y las emociones revueltas.

ANABEL,
madre de una niña

El postparto puede ser un momento de empoderamiento, palabra que se utiliza tanto que creo que su significado se ha ido desvirtuando. Para mí, ese empoderamiento es reconectar contigo misma, es liberarte de lo que no te hace bien, es ponerte en el centro, reconocer tus fortalezas, debilidades y tus límites. Es validar y expresar libremente lo que necesitas. También es tomar conciencia de tus heridas y de tus miedos, poner luz para vivir una vida más en consonancia con quién eres, con tus valores y prioridades. Es un camino guiado por la brújula de tu intuición, sin caer en la sobreinformación.

La información es necesaria y nos ayuda a comprender lo que acontece durante el puerperio. En general, partimos de una gran escasez de referentes reales de maternidad. Nuestra generación ha reemplazado las costumbres de siempre (las de toda la vida) por la elección de lo mejor basándose en distintos canales de información. Ello da lugar a maternidades muy empoderadas, y también muy inseguras. Si lo que se ha hecho toda la vida ya no es lo mejor, ¿qué es lo mejor, entonces? Desmarcarse de esos patrones heredados puede resultar abrumador.

Es cierto el dicho popular de que los bebés no vienen con un manual de instruccio-nes, y tiene todo el sentido del mundo. No hay ningún manual porque cada madre, cada bebé y cada familia son únicos e irrepetibles. Lo que funciona para una familia no lo hará para otra. Encontrar tu fórmula pasa por desprenderte de las creencias establecidas y sintonizar con tus necesidades y las de tu familia. No hay ningún manual porque no lo necesitamos; es un aprendizaje que llega desde lo vivencial. ¿De dónde viene esa hambre insaciable de información y consejo experto? Quizá de la desconexión, de la soledad que a menudo acompaña a esta etapa, de la falta de referentes, de las expectativas poco realistas de lo que implica tener un bebé o, en definitiva, de la falta de confianza. Recibimos tal bombardeo de información que fácilmente perdemos el sentido de lo que es mejor para nosotras y para nuestras familias.

Resumen del capítulo

- El parto no es el fin, es un gran comienzo, el inicio del postparto.

- Preparar esta etapa te ayudará a afrontarla con información y recursos para vivir un postparto más saludable física y emocionalmente.

- La duración de este periodo depende de cada madre y de cada bebé, pero casi siempre se siente como más larga de lo que habíamos anticipado.

- El postparto te ofrece el regalo de hacer una pausa, de formar esa nueva identidad, de conocer a tu bebé y de reconocerte en tu nuevo rol.

PÍLDORAS DE REFLEXIÓN

¿Qué es para ti el postparto? Define brevemente lo que implica.

¿Qué es importante para ti?

¿Qué características tiene una experiencia positiva de postparto?

Si estás en pleno postparto, ¿hay algo que te impida disfrutar de tu experiencia?

2

TUS HERRAMIENTAS
PARA UN POSTPARTO POSITIVO

En este capítulo veremos las herramientas que tienes a tu alcance para un postparto más pleno y lleno de calma y conexión, y lo haremos a través de ejercicios prácticos. La información es poder, pero no es suficiente; es necesario pasar a la práctica para hacer cambios profundos. Esto es precisamente lo que conseguimos a través de la hipnosis y de los ejercicios para cultivar la presencia y la aceptación. Actuamos sobre nuestras creencias para mejorar tanto nuestros sentimientos como nuestros patrones de comportamiento. No es magia, sino que requiere constancia y ganas de realizar esos cambios.

Es imposible una crianza sin miedos. Tener un bebé siempre removerá y cristalizará inquietudes y miedos. Lo importante es no quedarnos atrapadas en esos miedos, saber escucharlos y dejarlos atrás. Mi objetivo es que estas herramientas sirvan tanto para los síntomas como para la causa, y te ayuden a convertir esos miedos en crecimiento.

Las creencias son la principal causa de los miedos que no nos llevan a ponernos a salvo o a emprender una acción necesaria. Esas creencias residen en nuestro subconsciente y se han ido formando a lo largo de nuestra vida. Por eso, para vivir un postparto libre de miedos es necesario trabajar a un nivel más profundo que el racional. Esto lo conseguimos a través de la hipnosis.

Hipnosis, cambiando creencias

Cuando entré en contacto con el poder de la hipnosis, me sorprendió su gran capacidad de provocar cambios a un nivel profundo y de un modo relativamente fácil, rápido y, sobre todo, placentero. De hecho, después de trabajar con miles de familias sigue sorprendiéndome ver las grandes transformaciones que experimentan las mujeres que acompaño. Yo misma viví una de esas transformaciones. Tras mi primer embarazo, buscado y deseado, afloraron sentimientos encontrados y un miedo atroz a dar a luz que tenía su raíz en mi propio nacimiento.

Llegué al mundo mediante un parto lleno de violencia. El trauma de mi nacimiento se manifestaba durante mi embarazo en forma de terrores nocturnos que no podía controlar, y de un miedo aterrador a dar a luz. Tardé mucho en atar cabos y en sanarme de esa experiencia. Viví mis miedos sola y en silencio. Sentía que ese miedo «no tocaba», pero comprendí la importancia de cómo venimos al mundo y la herida que deja el nacimiento en las madres y en los bebés que sufren violencia.

El hecho de ser consciente de la huella que deja el nacimiento me llevó a querer superar mis miedos y a darle a mi hija el mejor nacimiento posible. Tras una etapa en la que simplemente no pensaba en ello ni me enfrentaba a ese miedo, conforme mi embarazo avanzaba era evidente que debía hacer algo. Ese convencimiento me llevó a devorar toda la información que caía en mis manos. Sabía que el parto era tan seguro, o tan arriesgado, como la vida misma. Ni más, ni menos. Además, daría a luz en el Reino Unido, donde tenía a mi alcance opciones respetuosas, lejos de la violencia que había rodeado mi propio nacimiento. Sin embargo, el empacho de información no bastó para acallar mis miedos. Una parte de mí seguía temiendo ese momento.

No fue hasta que descubrí el hipnoparto —que es la aplicación de la hipnosis a la preparación para el parto, a fin de mejorar la experiencia de dar a luz— cuando no solo conseguí dejar atrás mis miedos, sino reemplazarlos por una mayor seguridad y confianza. La hipnosis me permitió llegar a donde no me habían llevado las toneladas de información que había digerido hasta entonces, reemplazando mis miedos y mis creencias más profundas por seguridad y confianza.

Pasé del miedo a morir o a que mi bebé muriese, a confiar plenamente tanto en mi capacidad de dar a luz como en la de tomar decisiones ante cualquier situación. El 10 de abril de 2017 le di la bienvenida a mi hija desde la intimidad de nuestro hogar en un parto en agua maravilloso. Pero, tras el nacimiento, surgieron muchas preguntas. ¿Cómo había podido experimentar un cambio tan drástico? ¿Qué fue lo que hizo clic en mí, permitiéndome conectar con esa confianza y, sobre todo, con esa sensación de serenidad? La transformación que viví durante aquel periodo me llevó a formarme en el Reino Unido en hipnosis, y más tarde, en psicología del embarazo, parto y postparto en el Instituto de Salud Mental Perinatal, formaciones de las que me he ido nutriendo personal y profesionalmente. Desde entonces, he ido desarrollando herramientas y recursos que facilitan experiencias más positivas y saludables en materia de embarazo, parto y postparto. Sin duda, mi mayor aprendizaje proviene de cada familia a la que acompaño.

LA HIPNOSIS: ¿QUÉ ES Y CÓMO PUEDE AYUDARTE?

La hipnosis es uno de los recursos más potentes y transformadores a la hora de aplicar cambios profundos. Está rodeada de mitos, y aunque cada vez hay más personas que se benefician de su aplicación, aún hay mucha gente que la relaciona con el espectáculo y que cree que quienes guían la sesión pueden hacer lo que quieran contigo. Se trata de un mito muy extendido que, sin embargo, no puede alejarse más de la realidad. De hecho, es todo lo contrario. La hipnosis te ayuda a modificar un hábito, un comportamiento o un sentimiento, siempre que quieras cambiarlo. No puedes hacer ningún cambio que no quieras hacer.

Se han realizado numerosos estudios sobre el tema. En uno de ellos se pedía a mujeres que actuaran imitando a distintos animales, y todas lo hicieron. Sin embargo, cuando se les pidió que se desnudaran, ninguna lo hizo. Es decir, seguimos las instrucciones que guían la sesión de hipnosis siempre y cuando estas formen parte de lo que queremos hacer. Toda hipnosis es autohipnosis, porque tú eliges seguir las sugerencias de quien te va guiando. Y por eso mismo los ejercicios de este libro te llevarán a vivir un postparto más tranquilo y en conexión contigo misma y con tu bebé.

El audio *Maternar en calma* (descargable en <http://partopositivo.org/postparto-positivo/>) te guiará hacia una relajación profunda. En ese estado de relajación podrás experimentar cambios profundos para sentirte más segura y priorizar tu autocuidado durante el postparto. Si hay algún cambio que no quieras hacer, no lo harás. Si sucede algo a tu alrededor que requiera tu atención, devolverás la atención a tu alrededor sin ningún problema. Mientras practicas, te sentirás bien y relajada. Estarás descansando mientras tu mente se reprograma y tus acciones se alinean con los cambios que quieres llevar a cabo.

Los cambios son sutiles pero efectivos. Las madres con las que trabajo suelen expresar que algo hace clic y los miedos se transforman, o bien que están más tranquilas y no sabrían decir por qué. La hipnosis es específica, nos centramos en un objetivo: en este caso, reforzar tu seguridad y la confianza en tu capacidad de maternar, fomentando una maternidad llena de calma y conexión.

Además del beneficio principal que te aporta, es decir, la posibilidad de cambiar tus creencias para reforzar tu bienestar, calma y confianza, también promovemos el descanso. Al entrar en una relajación profunda se reduce nuestra actividad cerebral y alcanzamos un estado reparador que estimula la producción de hormonas del bienestar.

SUGESTIÓN Y REENCUADRE

La hipnosis no es más que el uso del lenguaje para alinear nuestras creencias más profundas con nuestros objetivos. Para ello utilizamos la sugestión positiva por medio del lenguaje. La sugestión puede ser guiada por alguien (como en el caso de los audios que acompañan este libro) o por una misma. A base de sugestionar nuestra mente con mensajes que nos ayudan, reforzamos aquello que nos alinea con nuestros objetivos.

Por otro lado, para reprogramar nuestra mente y cambiar nuestra visión sobre algo utilizamos el reencuadre. Reencuadrar consiste en presentar algo desde distintas perspectivas, resignificando tu experiencia. Ambas técnicas pueden utilizarse tanto durante la hipnosis como fuera de esta. De hecho, en este libro utilizo las dos técnicas. Por eso, aunque no estés bajo hipnosis al leerlo, su lectura también te ayudará a experimentar cambios. Cuando cambias tu perspectiva, también puedes cambiar potencialmente tu experiencia.

En este libro encontrarás audios a través de los cuales te guiaré para que accedas a un estado de relajación profunda. Cuando nuestra mente racional está en calma, podemos operar cambios en nuestro cerebro y reemplazar creencias que nos limitan por otras que nos benefician más fácilmente. Se trata de un estado entre el sueño y la vigilia que nos permite acceder de manera directa a nuestro subconsciente y llevar a cabo cambios profundos. Nuestra mente racional actúa como filtro, juzga y critica todo lo que percibimos. Podríamos compararla con el portero de un edificio, que decide quién entra y quién no. Al adormecer al portero (la mente racional), los mensajes penetran en nuestro subconsciente sin filtro y podemos trabajar de manera más efectiva, yendo directamente a nuestras creencias más profundas, aquellas que residen en nuestro subconsciente.

Un ejemplo de sugestión y reencuadre son las afirmaciones positivas destacadas a lo largo del libro, y en las que profundizaremos más adelante.

RELAJACIÓN HIPNÓTICA

Mientras experimentas estos cambios mediante el audio incluido en el libro, entrarás en un estado de relajación profunda de lo más placentero y reparador. Recordemos que cuando estamos entre el sueño y la vigilia producimos hormonas relacionadas con el bienestar, como la oxitocina, la dopamina y las endorfinas. Es como no estar ni dormida ni despierta. Muchas personas sienten que se quedan dormidas, mientras que otras no consiguen relajarse del todo. Sea como sea, está bien así. Lo cierto es que oscilamos entre estados intermedios de sueño y vigilia, y, por lo tanto, podemos percibirlo de distinto modo. También hay personas más o menos sugestionables, pero todos somos capaces de entrar en el trance hipnótico. De hecho, lo hacemos de forma natural al menos dos veces al día, antes de dormir y al despertarnos. Así pues, si tienes pensamientos que van y vienen, déjalos ir, acéptalos. Conforme practiques e incorpores en tu rutina espacios para conectar y crear calma, el diálogo interno irá disminuyendo. La práctica de la hipnosis mejora tu capacidad para elegir dónde centras la atención. Durante la relajación hipnótica disminuye la actividad en tu mente más racional, la vinculada al lenguaje y en la que habita tu voz interna. Aunque esos pensamientos vayan y vengan, concéntrate en la voz que te irá guiando. Es como si escuchases una orquesta; puede haber otros sonidos a tu alrededor, pero no interfieren a la hora de focalizar tu atención en la música de la orquesta.

A pesar de seguir la relajación, nunca dejas de tener el control, y si es necesario puedes volver a dirigir tu atención hacia lo que hay fuera con facilidad. Si tu bebé llora, se mueve o te necesita, responderás de inmediato. Si necesitas estar pendiente de tu bebé, te recomiendo que escuches el audio con altavoz y no con auriculares. Si escuchas el audio mientras sostienes a tu bebé, asegúrate de que está bien sujeto. De esta manera podrás relajarte con mayor facilidad. No escuches el audio mientras conduces o realizas cualquier otra actividad que no te permita entrar en ese estado de relajación profunda al que accedemos cuando estamos entre el sueño y la vigilia.

Los resultados son acumulativos y graduales. Las madres a las que acompaño suelen mencionar que poco a poco sienten mayor confianza y calma. Te invito a que desde hoy mismo escuches el audio antes de dormir, cuando tu bebé duerma durante el día o para retomar el sueño durante los despertares nocturnos.

Si aún no lo has hecho, acuérdate de descargar el audio que acompaña este libro (*Maternar en calma*, en <http://partopositivo.org/postparto-positivo/>) o escaneando este código QR:

EL PODER DE VISUALIZAR

La visualización es una de las herramientas que más utilizamos en hipnosis. Cuando visualizas, la parte intuitiva de tu cerebro despierta. Las visualizaciones en forma de metáforas, colores o símbolos nos conectan de un modo directo con nuestro subconsciente. El lenguaje está asociado a nuestra parte más racional. Cuando utilizas símbolos y visualizaciones, te comunicas directamente con tu subconsciente. En este libro, y en el audio que lo acompaña, encontrarás diferentes visualizaciones que juegan con los símbolos, colores e imágenes.

Si te cuesta visualizar, utiliza tu imaginación. Hay personas más visuales que otras, pero todas estamos desarrollando este sentido cada vez en mayor medida, gracias al creciente uso de las pantallas. Sin embargo, si te cuesta visualizar, es posible que estés intentando ver lo que visualizas en alta definición. Visualizar es saber que algo está ahí. No tienes por qué verlo. Conecta con la visualización a través del sentido que te resulte más fácil. Todas somos diferentes, y, lo hagas como lo hagas, siempre estará bien.

4 - EJERCICIO PRÁCTICO: *Tu océano de emociones*

Siéntate o túmbate cómodamente. Cierra los ojos. Pon tu atención en la respiración. Fíjate en cómo es esa respiración, si es pausada y lenta, o agitada y superficial. Sea como sea, simplemente percíbela. Sin juzgar. Sin cambiarla.

Sé consciente de tus pensamientos o de tus sentimientos en este momento. Sin cambiarlos. Ahora visualízate como si fueras el mar. Las olas van y vienen. Observa esa capa superficial que está sujeta al viento, al movimiento, a las olas y a otros factores externos. Toma conciencia de que hay una capa más amplia y profunda ajena a ese movimiento.

Bucea hacia la profundidad del mar, con su quietud, su calma. Observa desde aquí el movimiento de la capa más superficial. Desde este lugar en la profundidad de tu océano tranquilo, observa la superficie agitada. Toma conciencia de que esa superficie es una pequeñísima parte de tu mar, que no tiene ningún efecto en el resto de su inmensa profundidad.

Percibe lo que sientes al tomar conciencia de ello y al observarlo desde este lugar más profundo en el que te encuentras. Más sereno y lleno de quietud.

Cuando lo sientas, puedes abrir los ojos, sin prisas, extendiendo la conciencia de esa profundidad a tu vida.

Cada vez que te perturben esos pensamientos que van y vienen, recuerda: tú no eres tus pensamientos. La calma, la quietud y la paz siempre están ahí, más allá de la superficie.

LA VISUALIZACIÓN
PARA MARCAR OBJETIVOS

Diversos estudios demuestran que cuando utilizamos la visualización para trabajar en un objetivo, tenemos más probabilidades de conseguirlo. Te invito a pensar en el color rosa. Tu cerebro acaba de activar la misma región que si estuvieras viendo el color rosa. Si visualizamos un objetivo, nuestro cerebro empezará a alinear tu intención interna con tus acciones externas.

Este ejercicio no trata de reproducir en tu mente la infinita lista de tareas que quieres completar. Concéntrate en tus sentimientos y no en tus actos. ¿Qué te trae paz? ¿Cómo te gustaría afrontar tu día? Visualiza desde ese sentimiento, dejando ir la parte más exigente.

5 - EJERCICIO PRÁCTICO: *La película de tu día*

Imagina que estás creando la película de tu maternidad. ¿Qué madre quieres ser? ¿Cómo es una madre serena y relajada? ¿Cómo te gustaría responder a los retos e imprevistos del día a día? ¿Cómo te cuidas? ¿Cómo gestionas las emociones difíciles?

Ponte cómoda.

Puedes practicar este ejercicio mientras tu bebé duerme encima de ti, antes de ir a dormir o mientras vas de copiloto en el coche. Es como soñar despierta. A mí me gusta ponerlo en práctica por las mañanas. Visualiza cómo deseas que sea tu día de manera realista, cómo te cuidas, cómo reaccionas y te sientes a lo largo de la jornada. Conecta con la emoción de sentir esa seguridad y esa calma.

MINDFULNESS:
CULTIVANDO LA PRESENCIA

La meditación, *mindfulness* o atención plena consiste en enfocar tu energía y atención hacia el momento presente. Lo que es, tal y como es. Sin juzgarlo ni tratar de cambiarlo. El objetivo de la meditación es entrenar tu mente para poder poner tu atención donde tú decidas. A diferencia de la hipnosis, la meditación conecta profundamente con el momento presente a través de la observación y la aceptación de un sentimiento o experiencia. Sin embargo, la hipnosis tiene como objetivo cambiar esa emoción, ese hábito o comportamiento a través de la reprogramación de tu mente.

Al meditar, permites que tu atención se desplace desde determinados pensamientos nocivos hacia otro punto de enfoque, como la respiración. La meditación y la relajación reducen el estrés, y además la meditación aumenta la autocompasión y reduce el exceso de pensamiento. Gracias a la neuroimagen, sabemos que meditar regularmente cambia nuestro cerebro. Con la práctica recurrente de la meditación se activa la parte izquierda de la corteza prefrontal, una zona asociada con la tranquilidad y el disfrute. También mejora el sistema inmunológico[7] y la capacidad de autorregulación. La presencia nos aleja de

7. R. J. Davidson, J. Kabat-Zinn, J. Schumacher, M. Rosenkranz, D. Muller, S. F. Santorelli, F. Urbanowski, A. Harrington, K. Bonus, J. F. Sheridan, «Alterations in brain and immune function produced by mindfulness meditation», *Psychosomatic Medicine*, 65 (4), julio-agosto de 2003, pp. 564-570. doi: 10.1097/01.psy.0000077505.67574.e3. PMID: 128 83106.

6 - EJERCICIO PRÁCTICO: *Volviendo a un momento feliz*

Piensa en un momento feliz en tu vida. Cuando lo tengas, revívelo. Piensa en qué sentías, qué veías, qué olías, qué escuchabas, con quién estabas, etcétera.

Trata de reconstruir durante unos segundos ese momento de felicidad. Puedes anotarlo en tu libreta.

Una vez lo tengas, observa qué pasaba con tu diálogo interno. Muy probablemente, estaba silenciado. Estabas del todo presente en ese momento. Cuando tu mente está enfocada, tu diálogo interno se calma.

todos esos miedos que nos asaltan tan a menudo. No puedes estar en el momento presente y al mismo tiempo recreando posibles escenarios ficticios. Tu mayor poder es controlar tu calma.

La incorporación del *mindfulness* o la meditación en tu día a día aporta beneficios contrastados: reduce el estrés; mejora la atención y el estado anímico (así como la salud); aumenta la energía; mejora la memoria; contribuye a regular las emociones, y reduce la ansiedad, el estrés y la depresión.[8]

Tu bebé es tu mayor maestro. Siempre está en el presente. El postparto nos obliga a frenar, a bajar el ritmo, y es una oportunidad para incorporar más presencia a tu vida. La presencia se entrena. Puede que hasta ahora hayas entrenado lo opuesto, como hacer mil cosas a la vez y tener la mente en diferentes escenarios mientras ejecutas distintas tareas. El estrés es una epidemia en nuestra sociedad. Y después nos preguntamos por qué nuestra mente es tan inquieta.

No hace falta absolutamente nada para entrenar la presencia, ni siquiera tiempo. Puedes practicar mientas alimentas a tu bebé o le cambias el pañal. Se trata de mantener tu mente enfocada mientas lo haces. Para empezar, elige cualquier tarea que realices de manera recurrente y que te permita entrenar la atención plena en tu día a día.

8. B. Khoury, T. Lecomte, G. Fortin, Masse, P. Therien, V. Bouchard, M. A. Chapleau, K. Paquin, S. G. Hofmann, «Mindfulness-based therapy: a comprehensive meta-analysis», *Clinical Psychology Review*, 33 (6), agosto de 2013, pp. 763-771. doi: 10.1016/j.cpr.2013.05.005. Epub 2013 Jun 7. PMID: 23796855.

7 - EJERCICIO PRÁCTICO: *Cultivando la presencia mientras realizas tareas cotidianas*

La próxima vez que cambies un pañal, centra tu atención en esa actividad.

Conforme limpias a tu bebé, pon tu atención en cómo lo cuidas. Cuidar es dar amor. Mientras limpias a tu bebé, le das amor y pones tu atención en ese cambio de pañal.

Captura todas las sensaciones que afloran.

Cuando termines, al tirar el pañal, toma conciencia de cómo creas limpieza y orden en tu hogar.

Las aplicaciones de seguimiento del desarrollo de tu bebé suelen consignar los avances más significativos en su desarrollo: la primera sonrisa, la primera vez que se incorpora o se da la vuelta. Sin embargo, entremedias hay muchos momentos llenos de magia que no volverán. Observar a tu bebé, acariciarlo o simplemente despertar a su lado. Tómate el tiempo necesario para conectar plenamente con tu bebé. Nutre vuestro vínculo a través de la presencia y la atención a su aspecto, a su carácter y movimientos. Para ello, te propongo este ejercicio:

8 - EJERCICIO PRÁCTICO: *Observa a tu bebé*

Coloca a tu bebé sobre tus piernas (dependiendo de su edad, quizá sea más cómodo tumbarlo frente a ti). Obsérvalo y busca un punto en su cuerpo en el que quieras centrarte.

Si son los ojos, fíjate en todos los colores que distingas. Si tu bebé desvía la vista, mira hacia donde él mire. Observa sus pestañas, sus párpados. Todas las tonalidades y texturas que puedas encontrar.

Quizá elijas poner tu atención en sus pies: fíjate en su piel, sus poros, el vello, los matices de su piel, en su textura; acaricia sus pies, siente la suavidad, la temperatura.

Elijas lo que elijas, tómate tu tiempo para conectar profundamente con tu bebé.

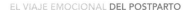

La atención plena ya está en nuestra naturaleza, y especialmente en el postparto, con sus ritmos lentos. El postparto es una invitación a detener el ritmo frenético, a estar presentes, a estar más y actuar menos. La naturaleza lo hace porque es necesario. Sin embargo, no resulta fácil cuando la crianza no se sostiene en una red de apoyo fuerte. La carga mental y la imagen de la supermadre que llega a todo y hace mil cosas a la vez está muy presente.

Sin embargo, lo que te beneficia a ti también beneficia a tu bebé, que está aprendiendo de su entorno y siente lo que tú sientes, incluidas la tensión, el estrés o la preocupación. Los bebés también tienen que aprender acerca de esos estados naturales y normales. No pasa nada si surgen, pero si nos anclamos en ellos se convierten en una fuente de malestar. Tu bebé no necesita perfección; necesita cuidados, respuestas a sus necesidades, y sentir amor y seguridad mientras descubre el mundo. Es mucho mejor para todos si esa respuesta llega desde la calma, el amor, la paz, y no desde el miedo, la ansiedad, la preocupación excesiva o el estrés.

La respiración, el espejo del alma

¿Sabías que tu respiración cambia en función de cómo te sientes? Se dice que la respiración es el espejo del alma, y conectar con el modo en que respiramos nos habla también de cómo nos sentimos. Si estamos relajadas, la respiración será más profunda, pausada y lenta; mientras que si estamos estresadas será más superficial, torácica y rápida. En momentos puntuales, esta respuesta es beneficiosa y va de la mano de la activación de nuestro sistema nervioso simpático (el «modo lucha-huida»). Sin embargo, mantener un estado de alerta constante y sostenido en el tiempo dañará tu salud física y mental.

Todas sabemos respirar. La respiración es una función automática que a la vez podemos controlar. Al modificarla para lograr una respiración pausada y profunda, activamos nuestro «modo calma»; es decir, el sistema nervioso parasimpático. Trabajar la conexión con nuestra respiración y la activación de la calma es clave para crear momentos de calma y conexión. A base de imitar una respiración pausada y profunda, activamos nuestra calma interior. Para ello, simplemente modificamos la respiración haciéndola cada vez más lenta y profunda y, sobre todo, prolongamos la exhalación. Durante la exhalación es cuando creamos calma. De hecho, al inhalar, nuestras pulsaciones se aceleran ligeramente si las comparamos con las de la exhalación.

9 - EJERCICIO PRÁCTICO: *Respiración para conectar con la calma*

Esta respiración activa nuestra respuesta de calma. Es la respiración que utilizo en mis cursos de preparación al parto y en mi día a día. Muchos de los ejercicios de este libro empiezan con esta respiración. Por eso te aconsejo que te familiarices con ella.

1. Cierra los ojos y conecta con tu respiración. Observa si tu respiración es más rápida y superficial o si, por el contrario, es más lenta y pausada.

2. Modifica conscientemente la respiración, inhalando lenta y profundamente y prolongando la exhalación. Recuerda que es al exhalar cuando activamos nuestro sistema nervioso parasimpático.

3. Busca un número al que te resulte cómodo contar mientras inhalas, y al exhalar cuenta el doble. Por ejemplo: inhalas 2, 3, 4; exhalas 2, 3, 4, 5, 6, 7, 8.

4. Busca un hueco a lo largo del día para poner en práctica esta respiración.

5. Para acordarte, puedes asociar la práctica a alguna actividad que realices en tu día a día. Por ejemplo, cada vez que vayas al baño o cuando le des de comer a tu bebé. Si dispones de doce segundos, puedes hacer una respiración; si dispones de un minuto, puedes hacer cuatro o cinco respiraciones.

10 - EJERCICIO PRÁCTICO: *Visualización de tu color o lugar de calma*

Piensa en un color que te conecte con la calma y la tranquilidad. ¿Lo tienes?

Ahora repite la respiración anterior, visualizando el color que hayas elegido al inhalar, soltándolo poco a poco cuando exhales.

Si estás junto a tu bebé, puedes visualizar cómo este inhala también el color y lo deja ir al exhalar. Poco a poco, tu color de calma va llenando cada rincón.

También puedes visualizar un lugar que te transmita calma, y conectar con la respiración mientras introduces en tu mente todos los detalles del escenario que elijas.

En la ilustración te propongo otra forma de visualizar: inhala y exhala siguiendo la forma del ocho.

Si lo deseas, puedes combinar la respiración con una de estas visualizaciones.

Cuanto más profunda sea la respiración, más liberaremos el diafragma y más activaremos nuestro «modo calma». Una manera de conectar con cómo nos sentimos consiste en observar si nuestra respiración es más diafragmática que abdominal o si es más torácica. La respiración torácica y superficial se suele asociar a un estado de alerta, mientras que un estado de calma se asocia a una respiración más abdominal. Realiza el siguiente ejercicio sin forzar; solo concéntrate en el diafragma y modifica levemente tu respiración. Y, sobre todo, recuerda siempre que has de respirar cómodamente, sin forzar.

11 - EJERCICIO PRÁCTICO: *Conectando con la respiración diafragmática*

La respiración abdominal, o diafragmática, reduce el estrés y potencia nuestra calma, así como nuestra capacidad de autorregulación.[9]

1. Cierra los ojos y conecta con tu respiración. Ponte una mano en el pecho y la otra en el abdomen.

2. Respira con normalidad y observa qué mano se mueve más al respirar. Es normal que ambas se muevan, pero una de ellas lo hará de forma más prominente.

3. Si la mano del pecho es la que se mueve más, tu respiración es más torácica. Trata de centrarte en la mano del abdomen y respira como si llenases un vaso de agua. De abajo hacia arriba.

4. Si la mano que más se mueve es la del abdomen, tu respiración actual es más diafragmática, señal de que estás tranquila. Céntrate en la mano del abdomen y prolonga la exhalación, maximizando ese estado de relajación.

5. Modifica conscientemente la respiración, inhalando lenta y profundamente, prolongando la exhalación y procurando que la mano del abdomen se mueva más que la del pecho.

9. S. I. Hopper, S. L. Murray, L. R. Ferrara, J. K. Singleton, «Effectiveness of diaphragmatic breathing for reducing physiological and psychological stress in adults: a quantitative systematic review», *JBI Database of Systematic Reviews and Implementation Reports*, 17 (9), septiembre de 2019, pp.1855-1876. doi: 10.11124/JBISRIR-2017-003848. PMID: 31436595.

Si practicas este ejercicio durante el embarazo, dependiendo de lo avanzada que esté tu gestación el diafragma estará comprimido y no sentirás que el abdomen se bombea. En ese caso, puedes visualizar que mientras respiras llenas una jarra de agua de abajo hacia arriba. Un error habitual es tratar de forzar la respiración. Cuando hablamos de modificar la respiración siempre lo hacemos desde la comodidad y la escucha de nuestro cuerpo. Poco a poco, conforme practiques, te resultará más fácil modificar la respiración.

Afirmaciones positivas

Las afirmaciones positivas son una herramienta muy poderosa para cambiar cómo pensamos, cómo nos sentimos y cómo reacciona nuestro cuerpo. Las irás encontrando a lo largo de los siguientes capítulos, y podrás reconocerlas con facilidad al hojear el libro, para que logres reconectar en cualquier momento con la emoción. Más allá de las afirmaciones que encontrarás en estas páginas, te animo a crear las tuyas propias basándote en los pensamientos que quieras reforzar.

¿CÓMO FUNCIONAN LAS AFIRMACIONES POSITIVAS?

Gracias a la ciencia, sabemos que nuestro cerebro cambia constantemente, pues crea nuevas conexiones y se adapta al entorno. Este fenómeno es conocido como plasticidad cerebral. Cuando tenemos un pensamiento, suceden una serie de conexiones neuronales. Cada vez que se da el mismo pensamiento, esas conexiones se refuerzan.

Es como si nuestra mente fuera nieve virgen, y cada pensamiento, un camino que trazamos al andar por encima. Cada vez que se repite un pensamiento, es como si pasáramos de nuevo por el mismo camino. La repetición de pensamientos va reforzando esa vía hasta que llega un momento en que está tan marcada que se convierte en la más recurrente y también en la más fácil. Si esos pensamientos nos perjudican, podemos modificarlos y crear nuevos caminos, así como reforzar nuevas conexiones neuronales que se alineen con nuestros objetivos.

Durante el embarazo y el postparto tenemos mayor plasticidad cerebral. Es decir, mayor capacidad para hacer cambios, para aprender y para desaprender. Volviendo al ejemplo de la nieve virgen, al inicio de nuestra aventura como madres, esa nieve está blanda, es moldeable y podemos forjar nuevos caminos con mayor facilidad. Por eso, tomar conciencia de nuestras creencias, pensamientos y emociones es clave para poder alinear esas creencias con nuestros objetivos.

Un primer paso para poner en práctica las afirmaciones positivas es tomar conciencia de tu diálogo interno. ¿Qué mensajes te das a ti misma? ¿Le hablarías así a tu mejor amiga? ¿Los mensajes que te das te ayudan? Puedes contrarrestar ese diálogo interno dañino con afirmaciones positivas que cancelen o neutralicen los mensajes que no te benefician.

12 - EJERCICIO PRÁCTICO: *Introducción a las afirmaciones positivas*

En el siguiente capítulo profundizaremos en las afirmaciones positivas y en los pasos para transformar pensamientos limitantes en empoderantes. Por ahora, presta atención a tu diálogo interno para identificar los pensamientos nocivos.

Solo partiendo de la escucha podrás ir definiendo aquello que quieres dejar ir. Ese es el primer paso para poder transformar esos mensajes que te das a ti misma. Más adelante veremos cómo hacerlo. Por ahora, solo identifica aquello que te resulta pernicioso.

Para escribir tus afirmaciones, empieza por anotar un pensamiento que te perjudique y del que quieras librarte. Cuando lo tengas, busca una afirmación que lo cancele o neutralice.

Las afirmaciones son más efectivas cuando se formulan en primera persona, en el presente y en modo afirmativo. Cuando hablamos en afirmativo, nuestro cerebro capta el mensaje de manera más clara. Nuestra mente no distingue la negación. Por ejemplo, si te digo «No te vuelvas», lo que querrás hacer es volverte. Esto sucede porque te he creado la idea de que puedes volverte. Evita también palabras como «debería», «intentaré», etcétera.

Un ejemplo. Cambia la formulación: «No sé cómo calmar a mi bebé. Lo estoy haciendo mal», por la siguiente: «Acompaño a mi bebé. Soy la madre que mi bebé necesita».

AFIRMACIONES DE GRATITUD

La gratitud nos conecta con lo que tenemos. Existen muchos estudios que muestran que la práctica regular de la gratitud mejora nuestra calidad de vida, el sistema inmunológico y los niveles de satisfacción. Lo más habitual es sentir gratitud por las cosas grandes, cosas que se desvían de lo diario y lo mundano. Te invito a que pienses en algo de lo más cotidiano y pruebes a incorporar la gratitud en las cosas más pequeñas. Desde el sol que entra por la ventana hasta tu desayuno o un paseo. Incluso puedes conectar con la gratitud en aquello que no te gusta o te supone un esfuerzo. «Tengo que ducharme», «tengo que preparar la comida» o «tengo que cambiar el pañal» pueden convertirse en «agradezco el tiempo de la ducha», «agradezco los alimentos» o «agradezco cuidar de mi bebé». La gratitud te conecta con todo, e incluso las cosas más cotidianas son un regalo si cambiamos la mirada.

La próxima vez que debas realizar una tarea que te supone un esfuerzo, tómate unos segundos para observar el lenguaje y cambiarlo por la gratitud. Recuerda que es uno de los recursos más rápidos y efectivos que puedes incorporar en tu día a día para cultivar la calma y el bienestar.

13 - EJERCICIO PRÁCTICO: *Bote de la gratitud*

Todos los días, al final de la jornada, escribe algo que quieras agradecer. Tómate el tiempo de escribirlo a mano. Cuando acabes, introduce el papel en un bote o en una cajita.

Puedes practicar este ejercicio en familia o tú sola.

Cuando quieras conectar con la gratitud, puedes sacar al azar uno de los papelitos. Puedes agradecer un abrazo, una caricia, el hecho de tomar un café al sol o de haber logrado priorizar tus necesidades.

Resumen del capítulo

- Vivir tu postparto con calma y conexión es clave para tener una experiencia más positiva y saludable.

- A este fin, construiremos una caja de herramientas llena de recursos para cultivar la paz interior en el postparto y prescindir de lo que te resulta nocivo.

- En este capítulo hemos introducido las herramientas que utilizaremos a lo largo del libro.

- Recuerda: no se trata de hacerlo todo, sino de quedarte con lo que cale en ti y te haga sentir bien.

PÍLDORAS DE REFLEXIÓN

¿Qué herramientas han calado más en ti?

....

....

....

....

....

¿Has sentido la tentación de omitir esta parte más práctica del libro?

....

....

....

....

....

En caso afirmativo, ¿por qué?

....

....

....

....

....

De las herramientas aprendidas, ¿cuál incorporarás a tu día a día?

....

....

....

....

3

IDENTIFICANDO CREENCIAS

Llegamos al mundo como un lienzo en blanco que poco a poco se dibuja a través de la experiencia, la información y las influencias del entorno, forjando un entramado de creencias y valores. Nacemos solamente con dos miedos: el miedo a caer y a los ruidos estridentes. El resto de los miedos son aprendidos, y en consecuencia pueden ser desaprendidos. ¿Cuánto de lo que vivimos durante el postparto necesitamos realmente? ¿Qué parte de todo ello no es fruto de que hemos sido condicionadas a querer? Por ejemplo, en lo relativo a recuperar nuestro físico anterior o una vida social activa, ¿qué creencias son propias y cuáles son programadas? ¿Cuánto es inherente y cuánto es aprendido? ¿Cuánto de lo aprendido te ayuda y cuánto es prescindible?

Identificando creencias
que te resultan perjudiciales

Por lo general, crecemos con escasos referentes de postpartos reales, y vamos construyendo un imaginario sobre lo que conlleva este periodo. Ese imaginario se compone de experiencias propias, de personas de tu entorno, de lo que has visto, leído o escuchado sobre lo que implica tener un bebé. Puede que ese imaginario parta de la romantización de la maternidad que predomina en los medios. Puede que sea lo contrario. Puede que ni siquiera te hayas preguntado qué referentes o expectativas tienes y cómo influyen en tu experiencia.

El postparto está rodeado de mitos, de ideas que hemos aprendido o que percibimos como verdades absolutas. Esas creencias condicionan nuestras expectativas sobre lo que es la maternidad. Por ejemplo, si crees que tras el parto siempre se da una conexión inmediata con tu bebé y tu experiencia difiere, esa disonancia entre tus creencias y la realidad te generará malestar. Así pues, resulta conveniente que, antes de seguir, explores esas creencias e indagues en tu imaginario sobre lo que implica ser madre y pasar por el postparto.

Tus creencias generan expectativas. Pero cuando las expectativas no se corresponden con la realidad, se da una disonancia, y esa disonancia genera malestar.

14 - EJERCICIO PRÁCTICO: *Indagando en mis creencias*

Te propongo un ejercicio de visualización y reflexión. Lee, una a una, las preguntas que encontrarás a continuación. Tras cada pregunta, cierra los ojos y anota lo que te pase por la cabeza. Sin juzgar ni modificar nada. Solo limítate a ser consciente de lo que piensas y plásmalo en un papel.

¿Qué es lo primero que visualizas al pensar en el postparto?

....

....

....

¿Qué es un postparto bueno, deseable o ideal? ¿Qué características tiene? Anota todo lo que te venga a la mente.

....

....

....

¿Qué es un postparto malo? ¿Qué características tiene? Escribe lo que has pensado sin juzgarlo ni tratar de modificarlo.

....

....

....

A continuación, lee tus respuestas.

¿De dónde vienen esas creencias?

....

....

¿Has participado en la experiencia de postparto de alguien cercano?

....

....

15 - EJERCICIO PRÁCTICO: *Anota tus expectativas y describe tu realidad*

1. ¿Qué expectativas tienes sobre el puerperio?

2. ¿Qué creencias generan esas expectativas?

3. ¿Cómo difieren de tu realidad?

4. Anota en una columna todas esas creencias.

5. He aquí algunos ejemplos de creencias comunes en el postparto:

EXPECTATIVAS	REALIDAD
Mi vida no cambiará tanto, seguiré haciendo lo mismo.	No llego a todo.
Con la baja de maternidad, tendré más tiempo libre.	No tengo tiempo.
Voy a volver a mi cuerpo preembarazo rápidamente.	Mi cuerpo ha cambiado.
Siempre entenderé a mi bebé.	A veces no sé qué le pasa.
Mi pareja y yo dividiremos todas las tareas al cincuenta por ciento.	Resiento a mi pareja.
Siempre disfrutaré del hecho de ser madre.	Hay cosas que no me gustan.
Un buen bebé duerme bien.	Mi bebé no duerme bien.

Una vez hayas recogido todas tus expectativas, responde a estas tres preguntas para cada una de ellas:

¿Es verdad?

¿Es útil? ¿Me sienta bien?

¿Alimenta mi calma o mi autoexigencia?

El objetivo de este ejercicio es que seas consciente de todo aquello que forma parte de tu sistema de creencias. Tanto de lo que te beneficia como de lo que no. Este es el primer paso para poder descartarlo.

RODÉATE DE OTRAS MUJERES

A menudo, esas creencias que generan malestar no provienen de la observación de experiencias reales. Piensa qué puedes hacer para incorporar más referentes reales. En mis cursos siempre propongo a las mujeres que se rodeen de otras madres, tanto si están embarazadas como si ya han tenido a sus bebés. Así, esos referentes tendrán, cuando menos, una parte de realidad. Empezaremos a ver cómo son los bebés y a estar expuestas a diferentes experiencias. Una vez tengas a tu bebé, esa red de mujeres continuará a tu lado.

Toda la información que has recibido en tu vida queda grabada y conforma tu mapa mental del postparto. En épocas anteriores, cuando se criaba en comunidad, en familias más extensas que a menudo vivían juntas o con mucha proximidad geográfica, era más fácil contar con referentes reales. En el pasado no podíamos ver la vida de los demás en un formato editado y con filtros desde nuestra pantalla. Veíamos la realidad con sus altibajos, y no los posados perfectos las veinticuatro horas del día. Era menos probable que analizáramos las vidas ajenas al compararlas con la nuestra. Quizá idealizábamos a las familias de revista o la vida de los famosos con quienes no nos identificábamos como de igual a igual. Ahora, sin embargo, nadie se escapa de los bebés siempre impecables, las casas de revista y las madres que parecen llegar a todo.

Al compararnos, dejamos de apreciar la vida tan rica que tenemos. No es fácil encontrar el equilibrio adecuado. La exposición constante a esos fragmentos endulzados de otras vidas puede sembrar expectativas poco realistas y subir el nivel de exigencia si nos basamos en lo que vemos de los demás. La comparación con esas realidades filtradas nos aleja del disfrute de lo que tenemos. Nos dice que la felicidad no puede encontrarse donde estamos, que necesitamos ser más o tener más.

También podemos irnos al otro extremo. Las redes sociales muestran igualmente, cada vez en mayor medida, los retos de la maternidad, y también se han convertido en un espacio para visibilizar esas sombras. En cualquier caso, es difícil encontrar el equilibrio. Siempre hay un sesgo que está determinado por la vivencia de la persona que hay detrás y, sobre todo, por lo que decide comunicar. Sin duda, las redes sociales son una de las herramientas por excelencia de nuestra generación. Pueden ser una fuente de conocimiento y de información, una plataforma para compartir vivencias y crear relaciones muy reales. Nos ofrecen una comunidad para romper con la soledad y el aislamiento. Sin embargo, son un arma de doble filo y pueden resultar destructivas. Están diseñadas para ser adictivas, y eso dificulta encontrar el equilibrio, porque uno de los aspectos más destructivos es la comparación e idealización de aquello que vemos.

Por ahora, toma conciencia de que todo aquello que has recibido de tu entorno, pues todo lo que sigues absorbiendo queda grabado en tu subconsciente. Todo lo que nos ha sucedido, toda la información recibida a lo largo de nuestra vida influye en la interpretación de estímulos y en la respuesta de miedo o calma. Esa información, que va quedando grabada en nuestro subconsciente, registra sin cesar, genera una serie de creencias que dictan cómo nos sentimos y, en consecuencia, cómo actuamos. Ahora bien, al mismo tiempo tenemos la capacidad de adaptarnos a lo que nos rodea y de cambiar esas creencias para que jueguen a nuestro favor. Partiendo de esas creencias tendremos experiencias más serenas o más estresantes. En este capítulo nos centramos en las creencias, pero sin olvidar que hay otros aspectos que influirán en nuestra experiencia. Por ejemplo, contar o no contar con el apoyo de alguien, disfrutar o carecer de una situación económica estable, cómo fue nuestra infancia o incluso la relación con nuestra madre, entre otros.

LA IMPORTANCIA DE VIVIR EL POSTPARTO DESDE LA CALMA Y NO DESDE EL MIEDO

Madre y bebé estáis unidos. El bienestar de uno tiene un impacto sobre el bienestar del otro. Cuanto mejor esté la madre, mejor estará el bebé. Si el bebé está mejor, estará más calmado. A su vez, esto repercute en la seguridad y confianza de la madre. Si el bebé está más tranquilo, la madre se sentirá con mayor confianza en su nuevo rol de madre.

Nuestro sistema nervioso tiene dos estados: el sistema nervioso simpático, asociado al miedo, y el parasimpático, asociado a la calma. Este sistema recibe estímulos externos constantemente a través de los sentidos y, basándose en la información que percibe y en cómo nuestro cerebro la procesa, activa un modo u otro. El objetivo siempre es mantenernos a salvo.

Para facilitarnos la vida, el cerebro crea unas rutinas que quedan grabadas en nuestro subconsciente y nos permiten ser eficientes. Al convertirnos en madres, se producen cambios profundos en nuestro día a día, en nuestra conducta y, por consiguiente, en nuestro cerebro.[10] Muchas de estas rutinas y comportamientos se han de reconfigurar para adaptarse a nuestra nueva realidad. Los altísimos niveles de estrógenos facilitan que se den todos los cambios necesarios en nuestro cerebro, y como consecuencia tenemos mayor plasticidad cerebral. Es decir, más facilidad para hacer cambios en cómo pensamos, cómo nos sentimos y cómo reacciona nuestro cuerpo. Aprovechando esta predisposición biológica, podemos operar los cambios que nos interesan de manera fácil y rápida. La mater-

10. Barba-Müller E, Craddock S, Carmona S, Hoekzema E., «Brain plasticity in pregnancy and the postpartum period: links to maternal caregiving and mental health», *Arch Womens Ment Health*, 2019;22(2):289-299. doi:10.1007/s00737-018-0889-z, <https://www.ncbi.nlm.nih.gov/pmc/articles/PMC6440938/>.

nidad nos regala la oportunidad de transformarnos.

Más adelante profundizaremos en la hormona clave del postparto y de la vida misma, la oxitocina, que facilita la conducta materna y es producida principalmente cuando nuestro sistema nervioso parasimpático está activado. Por eso guarda relación con los estados de calma. Además, en el contexto del postparto, también está vinculada a las alertas que nos permiten proteger a nuestros bebés. La doctora Kerstin Uvnäs lo describe así en su libro *Oxytocin: The Biological Guide to Motherhood*: «El espectro de efectos que la oxitocina induce depende del contexto. Dichos efectos siempre van encaminados a proteger a la criatura. Por lo tanto, la exposición a la oxitocina puede inducir agresividad y estrés en determinadas circunstancias, si esas reacciones promueven la supervivencia del bebé».

En otras palabras, si te sientes segura, la oxitocina hará que estés más relajada y cariñosa. Si percibes una amenaza, real o imaginaria, esta hormona también te hará más sensible y reactiva. A pesar de que la oxitocina suele asociarse a la paz y a la calma, en determinados contextos también nos ayuda a mantenernos alerta para poder defender a nuestras criaturas de posibles amenazas. Esos peligros pueden ser gérmenes, personas que cogen a nuestro bebé o que emiten opiniones y juicios que entran en conflicto con nuestras creencias y decisiones.

Dado que la oxitocina promueve comportamientos maternos apropiados dependiendo del contexto, este en sí es muy importante. Tu entorno importa. Por eso, en la segunda parte del libro nos centraremos en cómo crear un ambiente óptimo, lleno de amor y tranquilo. Por ahora basta con que tengas presente cuán importante es que tu entorno favorezca la calma y el disfrute para un postparto lleno de paz y conexión. Cuando el contexto es el adecuado, la oxitocina está ahí para que tú y tu bebé prosperéis, no solo para que sobreviváis. De ahí que sea tan importante mirar hacia dentro para revisar nuestras creencias, y hacia fuera para contar con el apoyo que necesitemos.

CREENCIAS LIMITANTES EN EL POSTPARTO

En este contexto, las creencias desempeñan un papel muy importante a la hora de definir cómo vivimos el postparto. Incluso cuando sabemos que necesitamos descansar y rodearnos, en la medida de lo posible, de un entorno de calma y apoyo, las creencias pueden jugarnos una mala pasada. Hay tres barreras que dificultan pedir ayuda cuando se necesita, y todas ellas están arraigadas en esas creencias más profundas.

La primera, y más común, se da cuando sabes que el postparto es importante, pero existe una brecha entre el conocimiento intelectual y la compresión más profunda. Puede que conozcas la teoría, pero sigues albergando creencias instaladas en tu subconsciente que hacen que te sientas inútil y perezosa cuando te permites tomarte un descanso. Probablemente serás incapaz de pedir ayuda o de contratarla, aunque puedas permitírtela, porque sientes que debes llegar a todo tú sola. El postparto es un periodo de plasticidad cerebral aumentada que nos brinda la oportunidad de revisar nuestras creencias y de plantearnos cuáles nos sirven y cuáles queremos desechar.

La segunda barrera se da cuando no somos capaces de bajar el ritmo. Vamos a muchas revoluciones, y nuestra cultura premia la velocidad, la productividad, el trabajo remunerado o la competitividad. El descanso puede asociarse fácilmente a «no hacer nada» o a «perder el tiempo». Quizá, tras un día agotador, sientas que no has hecho nada gratificante o de valor. (Personalmente, me identifico con esta barrera por mi tendencia a validarme a través del trabajo remunerado. Conocer esa tendencia me ayuda a regularla y a no bajar la guardia con respecto a mis necesidades reales. También me ayuda a reservarle un espacio a mi trabajo dentro de mis prioridades, pero nunca a costa de mi bienestar).

La tercera barrera tiene que ver con el plano social, económico o cultural. Tal vez no tienes posibilidades de optar a una baja de maternidad adecuada, no recibes ayuda de tu entorno o no puedes permitirte contratar ayuda. En estos casos, la actitud más sabia consiste en tener presente qué podemos cambiar, y aceptar lo que es inamovible, siendo compasivas con nosotras mismas cuando el entorno es precario. (Aunque haya aspectos de tu situación que no puedas por menos que aceptar, céntrate en aquello que sí eres capaz de modificar. Inevitablemente escribo desde el privilegio de ser una mujer blanca, de clase media, heterosexual, con una familia que me ha apoyado siempre en todo. A través de mi trabajo he acompañado a una gran variedad de familias y sé reconocer mis privilegios y entender, desde fuera, la precariedad de maternar en entornos que no acompañan).

¿CÓMO DESPRENDERSE DE AQUELLAS CREENCIAS QUE NO NOS CONVIENEN?

El primer paso ya lo has dado: reconocer esas creencias de las que quieres prescindir. Ahora se trata de ir profundizando en todas ellas y de priorizar y potenciar las que te benefician.

A menudo nuestras creencias cristalizan en forma de pensamientos. Por eso, es importante ser conscientes de lo que pensamos. Prestar atención a lo que nos decimos a nosotras mismas. Incluso elegir pensamientos que nos alineen con la realidad que queremos crear.

Tu mente es como una tierra fértil. Tus pensamientos son semillas. Por eso es importante prestarles atención. Para entender cómo podemos modificar nuestras creencias, resulta imprescindible conocer el funcionamiento de nuestra mente.

CÓMO FUNCIONA NUESTRA MENTE

Ya hemos hablado de la plasticidad cerebral y de cómo nuestros pensamientos crean conexiones neuronales. Cada neurona tiene un tronco y muchas ramas. Puedes imaginarte un árbol al que se le han caído las hojas a finales de otoño. Las ramas son las dendritas, y de cada dendrita pueden nacer brotes: las espinas dendríticas. En el centro de las ramas se encuentra el núcleo de cada célula. El tronco es el axón, una especie de autopista a través de la cual viaja la información (pensamientos y emociones). Ahora imagina un bosque con billones de estos árboles dentro de tu mente. Las ramas (dendritas) casi tocan los troncos de otras neuronas (axones), pero no llegan a hacerlo del todo. La información (pensamientos y emociones) viaja a través de los axones en forma de neurotransmisores: sustancias químicas que generan una pequeña corriente eléctrica que conecta unas neuronas con otras a fin de transmitir la información.

Así pues, cada vez que se repite un pensamiento, una acción o una emoción se activa un camino neuronal. Una serie de neuronas se conectan y se iluminan. Por ejemplo, cada vez que te repites a ti misma que no tienes tiempo o que estás agotada, se activa y refuerza el mismo camino neuronal. Cuanto más se repite el pensamiento o la acción, más se refuerza la conexión entre neuronas y más fácil es que se repita en el futuro. Las neuronas que se conectan juntas se mantienen juntas. Esta es la base del aprendizaje.

En la maternidad hay mucho que aprender. Por eso, durante el embarazo y el postparto tenemos mayor capacidad de operar cambios en las estructuras cerebrales, tanto en las antiguas como en las nuevas. ¿Qué ocurre si utilizamos nuestros pensamientos para crear una realidad mejor? Poco a poco se irán reforzando otros caminos neuronales alternativos, otros pensamientos, sentimientos y acciones. Nada sucede de la noche a la mañana. Todo requiere constancia, y dos de las mejores herramientas para conseguirlo son las afirmaciones positivas y la hipnosis.

Afirmaciones positivas

Si detectas una creencia o un pensamiento que no te ayuda, puedes transformar ese mensaje en una afirmación positiva o neutra que lo cancele o neutralice. No se trata de ignorar cómo te sientes. Si estás cansada y estás pensando en ello, reconoce ese cansancio. Dale un espacio: «¿Qué puedo hacer para recargar energía? ¿Qué necesito?». Ese debe ser siempre el primer paso. Es decir, en lugar de repetirte «duermo fatal», «no puedo seguir así», «estoy agotada», puedes elegir pensar que «ha sido una noche difícil y voy a crear tiempo para el descanso». Una vez se ha producido el reconocimiento, no tiene ningún sentido que te aferres a ese pensamiento. Por mucho que pienses en lo cansada que estás, pensarlo no te hará sentir mejor. Al contrario, te sentirás peor.

¿Qué ocurre si, en lugar de decirte lo agotada que estás, diriges tu atención hacia un pensamiento alternativo?

PENSAMIENTO	AFIRMACIÓN POSITIVA
No puedo hacer todo lo que tengo que hacer.	Priorizo y entiendo que mi prioridad es cuidarme y cuidar a mi bebé.
No tengo tiempo ni de ir al baño.	Priorizo atender mis necesidades.
Odio mi cuerpo.	Reconozco mi cuerpo. Mi cuerpo es mi templo. Valoro mi cuerpo por traer vida.
No tengo instinto maternal, no entiendo qué me pasa.	Respeto mis tiempos para aprender a maternar. Crezco con mi bebé.
Todo recae sobre mí.	Expreso lo que necesito de mi entorno de forma clara y concreta.

16 - EJERCICIO PRÁCTICO: *Crea un pensamiento alternativo*

También puedes modificar un determinado pensamiento creando otro nuevo que lo cancele o neutralice. Para profundizar en el trabajo con afirmaciones positivas en el que nos iniciamos en el capítulo 2, súmales ahora estos pasos para crear tus afirmaciones:

Paso 1 - Escribe aquello que te da miedo o te inquieta.

Paso 2 - Elige un pensamiento alternativo que lo cancele o neutralice.

Paso 3 - Escríbelo en afirmativo, en primera persona y en presente.

Paso 4 - Léelo a menudo, sintiendo lo que dices y conectando con la emoción.

Te aconsejo que escribas estas afirmaciones positivas a mano. Puedes colocarlas en lugares visibles. Cada vez que encuentres una afirmación, detente un momento y repítela poniendo los cinco sentidos en ello. Lo que te conectará con el cambio es, por encima de todo, tu sentir. Poco a poco, al cambiar los mensajes que te envías a ti misma, irás creando una realidad distinta, quizá más positiva y placentera.

Además de crear tus propias afirmaciones, también puedes descargar el audio de afirmaciones positivas para el postparto en la página <http://partopositivo.org/postparto-positivo/> y escucharlo en cualquier momento del día.

Hipnosis

Otra forma de reforzar estas conexiones neuronales y de influir en todo lo que reside en tu subconsciente es a través de la hipnosis. Si no lo has hecho ya, te invito a que descargues el audio de hipnosis que acompaña a este libro. Gracias a la hipnosis podemos trabajar de manera más efectiva directamente en tu subconsciente, el lugar de tu mente en el que residen esas creencias. Te invito a que lo escuches antes de ir a dormir o en una de las siestas de tu bebé. Tan solo tienes que relajarte y seguir el guion. Deja ir todas las expectativas, pues no hay una manera correcta de hacerlo. El efecto es acumulativo. Poco a poco, notarás que algo hace clic y te sentirás más segura y con mayor confianza:

Resumen del capítulo

- Tus creencias influyen en tus pensamientos, en cómo te sientes y en cómo actúas.

- Esas creencias residen en tu subconsciente.

- Si una creencia te resulta nociva, tienes el poder de desecharla y de reforzar e introducir nuevas creencias que te beneficien.

- Al revisar tus creencias, te ayudarás a ti misma a conectar con tu calma y con tu paz interior.

PÍLDORAS DE REFLEXIÓN

¿Qué creencias tienes sobre el postparto? ¿De dónde vienen?

....
....
....
....
....

¿Hay alguna creencia de la que quieras desprenderte?

....
....
....
....
....

¿Hay alguna creencia que quieras incorporar o reforzar?

....
....
....
....
....

4

EL MIEDO Y LA ANSIEDAD EN EL POSTPARTO

Durante el postparto, tu bebé depende de ti para su supervivencia. Todo es nuevo. Tus hormonas se están reajustando. Tu cuerpo está sanando, mientras tu mente evalúa riesgos constantemente y se adapta al gran cambio que supone la maternidad. Si a todo ello le sumamos el cansancio, tenemos un cóctel en el que, inevitablemente, en mayor o menor medida, aflorarán los miedos y la ansiedad. No todo el mundo se identifica con la etiqueta del «miedo» o la «ansiedad». Sin embargo, todas tenemos preocupaciones, ciclos de pensamientos no deseados que a menudo desencadenan en ansiedad y en miedo.

Pero no hace falta que te identifiques con ninguna de esas dos emociones para sacar provecho de este capítulo.

El miedo desactiva la calma y la capacidad de pensar de manera racional, para hallar una solución. Son miedos que no son adaptativos. Es decir, no nos llevan a ponernos a salvo porque no existe un riesgo real del que protegerse. A menudo hablamos de ansiedad y no de miedo para referirnos a tales escenarios. Ahora bien, para facilitar la lectura de este libro utilizaré la palabra «miedo» indistintamente.

He aquí algunos síntomas característicos del miedo:

SÍNTOMAS FÍSICOS DEL MIEDO	SÍNTOMAS PSICOLÓGICOS DEL MIEDO
Tensión en el cuerpo.	Desconexión del cuerpo.
Dolor de espalda o de cabeza.	Necesidad de validación externa.
Tensión en la mandíbula.	Incapacidad para relajarse.
Frecuencia cardiaca elevada o irregular.	Dificultad para controlar las preocupaciones.
Problemas de sueño.	Hipersensibilidad a lo que los demás
Golpes de calor.	dicen o hacen.
Dolor de estómago.	Pensamientos repetitivos.
Diarrea.	Insistencia en darle vueltas a las cosas.
Falta de energía.	Preocuparse excesivamente por el futuro.
Libido baja.	

¿Por qué aparece el miedo?

Entender lo que sucede en tu cuerpo resulta fundamental para retomar el control sobre tus miedos y la ansiedad que estos desencadenan. En mis cursos de preparación al parto, una de las claves para desprenderse de miedos es comprender la psicología y la fisiología del parto. Saber el papel que desempeñan las hormonas y cómo funciona nuestro útero. Conocer el cóctel hormonal que se produce en el parto y el equilibrio entre la oxitocina, las endorfinas y la adrenalina es clave para entender que el parto es incompatible con el miedo. El miedo prolonga e inhibe el parto, y nos aleja de cualquier experiencia positiva. Esta circunstancia nos lleva a crear entornos más favorables, a integrar recursos que nos conecten con la calma y a que, llegado el momento, cuerpo, mente y hormonas trabajen en la misma dirección. Aunque el parto siga resultando algo nuevo y desconocido para las futuras madres, si están bien informadas, tanto estas como sus acompañantes podrán familiarizarse con el proceso y dispondrán de recursos para gestionar la intensidad de la experiencia, la toma de decisiones y los posibles giros inesperados que puedan surgir con serenidad. De esta manera se sienten parte activa en su parto. Además, cuentan con información y recursos para ser dueñas de su proceso en todos los escenarios, facilitando así experiencias más positivas y saludables.

Aunque el miedo tiene mala reputación, es muy positivo y necesario. Es una emoción en respuesta a un peligro y nos ayuda a ponernos a salvo. Se activa cuando se percibe un peligro real o imaginario. Por ejemplo, hueles a humo. En tu subconsciente, existe la creencia de que ese estímulo, el humo, está asociado a un posible peligro: el fuego. En consecuencia, tu sistema nervioso simpático se activa y produce adrenalina y cortisol, y te pone en alerta para que puedas responder al hipotético peligro que deberás afrontar. Como este, la inmensa mayoría de los miedos son fruto de un aprendizaje previo, y pueden desaprenderse. Por ejemplo, si huelo a humo, siento miedo porque he aprendido que el olor a humo podría ser una señal de que hay un incendio o de que he quemado la comida. En este caso, el miedo es adaptativo, porque me impele a comprobar si realmente hay fuego, y, en caso de que lo haya, a emprender una acción, como llamar a los bomberos, ponerme a salvo o apagarlo.

Ponte en el lugar de nuestras antepasadas, miles de años atrás. Estás en la cueva donde habitas con tu familia y, de repente, escuchas el rugido de un oso que se acerca. En milésimas de segundo tus sentidos envían la señal de peligro a la amígdala en tu cerebro, responsable de procesar las emociones. En un instante se procesan multitud de señales que evalúan el rugido del oso como una amenaza. Dicho procesamiento se realiza partiendo de toda la información y de todo el sistema de creencias que alberga tu subconsciente. Esta información alerta a tu cuerpo para que huyas o luches contra ese animal.

Independientemente de si decides huir o luchar, ambas respuestas requieren una inmensa cantidad de energía y de esfuerzo por parte del sistema nervioso. El sistema nervioso es una especie de cableado entrelazado que cubre todo el cuerpo, y que es más denso en el cerebro y en la columna. Este cableado recoge información a través de los sentidos. Y el cerebro evalúa constantemente dicha información para determinar si hay algún peligro al que responder. Si no se detectan peligros, se activa el sistema nervioso parasimpático, nuestro «modo calma». En cambio, si se percibe una posible amenaza, se activa el sistema nervioso simpático, nuestro «modo alerta».

Al detectar un peligro, toda tu energía se vuelca en tu supervivencia. Es decir, en responder a esa amenaza. Para ello, segregas adrenalina (la hormona del miedo) y cortisol (la hormona del estrés). Tu respiración y tu frecuencia cardiaca se aceleran, tus pupilas se dilatan para ver mejor. Estás alerta, lista para luchar o huir. Conforme los rugidos del oso se alejan, la amenaza desaparece. Los niveles de adrenalina y de cortisol disminuyen y puedes regresar a un estado de calma. Vuelve a activarse el sistema nervioso parasimpático.

En ocasiones, esta respuesta me ha salvado de situaciones potencialmente peligrosas en las que mi vida podría haber corrido peligro. Desde esquivar accidentes de coche hasta huir de un hombre que me perseguía o evitar un barrio peligroso. Sin embargo, esos momentos de amenaza real son pocos, y puedo contarlos con los dedos de una mano. Esa respuesta que nos salva la vida es necesaria en contadas ocasiones, pero se activa muchas más veces de las necesarias. Si se mantiene activa durante periodos prolongados, puede tener consecuencias nocivas para nuestra salud. Por eso es tan importante contar con recursos para activar la calma.

Aunque, como ya he comentado más arriba, en este libro utilice indistintamente la palabra «miedo» para hablar del miedo y de la ansiedad, esta es más compleja. La respuesta física es similar a la del miedo, pero su origen es muy variado: desde emociones reprimidas hasta pensamientos relativos al pasado o al futuro, que nos preocupan y determinan nuestro bienestar. Suele tener connotaciones negativas y patológicas, pues solo hablamos de este estado emocional cuando es un problema. Sin embargo, la ansiedad es un mecanismo de protección, una fuerza que nos mantiene vivas. Sin ella, no estaríamos a salvo ni tendríamos en cuenta los posibles riesgos a los que podemos enfrentarnos. Sin ansiedad, tampoco experimentaríamos la subida de adrenalina antes de hacer cosas nuevas, de enfrentarnos a un desafío o de sentir la excitación, anticipando algo que catalogamos como bueno. Por ejemplo, un viaje o un evento importante. El cuerpo procesa el miedo y la excitación, anticipando algo bueno del mismo modo. Es decir, físicamente se sienten de manera muy similar. La diferencia reside en cómo lo percibimos y en si lo etiquetamos como bueno o como malo.

Todos los cambios implican estrés adaptativo

Tener un bebé es una experiencia muy positiva, pero esa positividad no exime al postparto del estrés inherente a cualquier cambio. Durante este periodo la naturaleza nos proporciona niveles más altos de oxitocina, que, entre otras cosas, contribuye a regular ese estrés.[11] En otros contextos que implican cambio, aceptamos el estrés. Lo normalizamos como parte de la experiencia. Por ejemplo, si cambiamos de trabajo, seguramente al principio estemos en alerta. El estrés en la vida puede estar asociado a cambios tanto positivos como negativos. Lo característico es que requiere un periodo de ajuste.

Muchos autores han desarrollado escalas para valorar los acontecimientos vitales estresantes, y todos ellos coinciden en incluir el nacimiento de un hijo,[12] especialmente si es el primero. Algunas de estas escalas datan de la década de 1970. La llegada de un bebé siempre ha sido un momento de adaptación al cambio que supone el nacimiento de un nuevo ser. Por lo tanto, incluye un periodo de estrés que nos permite reajustarnos a la nueva realidad. Es posible que actualmente conlleve más estrés y miedos que en el pasado, y que haya algunas cuestiones que indudablemente nos alejan de la calma, sobre las que vale la pena reflexionar.

Tiempo atrás, al terminar la jornada laboral, el trabajo quedaba en el puesto de trabajo. El hogar era un espacio para la vida familiar. Había pocos canales de televisión. Yo misma, durante mi adolescencia, recuerdo subrayar lo que quería ver en la programación televisiva que se anunciaba en las revistas. Al ver nuestro programa preferido, lo veíamos con atención porque si se nos pasaba no había vuelta atrás. Había espacio para la pausa, e incluso para el aburrimiento.

Ahora, en cambio, no hay pausa. Al abrir las redes sociales siempre hay algo nuevo que ver; tienes a tu disposición cientos de canales de televisión emitiendo sin descanso; noticias; vídeo; podcasts; notificaciones; mensajes; emails y vídeos. Todo está siempre disponible, en la palma de tu mano. No hay descanso. La vida laboral se mezcla con la personal, y se desdibujan las fronteras entre una y otra, a menos que hagas un esfuerzo consciente para delimitarlas.

11. K. Uvnas-Moberg y M. Petersson, «Oxytocin, ein Vermittler von Antistress, Wohlbefinden, sozialer Interaktion, Wachstum und Heilung» ['Oxytocin, a mediator of anti-stress, well-being, social interaction, growth and healing'], *Zeitschrift fur Psychosomatische Medizin und Psychotherapie*, 51 (1), 2005, pp. 57-80, <https://doi.org/10.13109/zptm.2005.51.1.57>.

12. Escala de acontecimientos vitales estresantes según Holmes y Rahe, 1976; Duvall, 1971; Haley, 1980; Medalie, 1987; Lauro Estrada, 2003; De la Revilla, 1994; Carter y McGoldrick/Rakel, 1990.

La era de la sobreinformación

Por otro lado, consumimos más información que nunca, en más formatos y de más fuentes. En el pasado, si necesitabas información o te preocupaba algún síntoma, pedías cita con tu profesional sanitario de referencia y hablabas por teléfono con tus amistades o con quien te encontraras por casualidad en la calle. La mayoría de las veces, si no se trataba de algo grave, las madres hacían lo que creían conveniente, guiadas por su intuición. Ahora, si nos preocupa algún síntoma, por leve que sea, podemos encontrar información sobre las posibles causas a golpe de clic. La información no siempre es poder, sobre todo cuando proviene de fuentes dudosas y la consumimos a las tres de la mañana, fruto de la desesperación por buscar respuestas.

> *Mi hija tuvo mucha costra láctea. No solo en el cuero cabelludo, sino también por la cara y en las orejas. Una vecina me dijo, literalmente: «Pobrecita…, ¿cómo va a ser normal eso? Parece una infección. Llévala al médico, que si le pasa a la sangre es muy peligroso». Me sentí mala madre. Me había parecido raro que las costras tuvieran un olor peculiar, pero no me había planteado su gravedad. Me pasé toda la noche sin apartar la vista de Google, leyendo y mirando fotos de bebés con infecciones y enfermedades de la piel.*

> *Al cabo de unas horas ya estaba convencida de que mi hija tenía algo grave y de que era la peor madre del universo por no haberme dado cuenta antes. Por la mañana la llevé a urgencias. No llegué a ver a la pediatra porque la enfermera me aseguró que era costra láctea y que era totalmente normal. Yo no me quedé muy convencida y tardé días en tranquilizarme. Evidentemente, a mi hija no le pasaba nada, pero solo hizo falta un comentario y unas cuantas horas de búsquedas en Google para despertar todas esas dudas e inseguridades.*
>
> Mónica,
> madre de una niña

A menudo, el ruido de fuera no nos deja escuchar la voz de nuestra intuición, ese sentir que nos guía y que parte de la propia experiencia. Creemos que si buscamos lo suficiente acabaremos encontrando la respuesta. Pero cuanto más buscamos, más difícil y confuso es distinguir lo correcto. Más conectamos con el ruido de fuera, que a menudo impide conectar con la intuición fruto del propio aprendizaje.

La sobreinformación actual también afecta al número de historias trágicas a las que estamos expuestas. La generación de nuestros padres se enteraba de las desgracias ajenas a través del boca a boca, de las noticias en la radio o la televisión o leyendo el periódico. Ocasionalmente, podían enterarse de algún accidente trágico, de una muerte o de una enfermedad. Las cosas más trágicas no sucedían de manera habitual, no eran recurrentes. Solo se enteraban si le había ocurrido a alguien de su entorno, pero no eran conscientes de todos los peligros potenciales que acechaban en el mundo, a no ser que en los medios los catalogasen como lo suficientemente relevantes para merecer un titular. El círculo de personas con las que estaban en contacto era mucho más reducido que en la actualidad, gracias a las redes sociales.

Hoy en día podemos tener cientos de contactos en redes sociales. Estamos más expuestas que nunca a las historias trágicas. Si navegamos por internet podemos encontrar información sobre todas las tragedias y enfermedades habidas y por haber. Hay grupos y foros especializados, lo cual resulta maravilloso si lo que se busca es encontrar apoyo y visibilizar distintas realidades, pero, dependiendo de nuestra sensibilidad, esta exposición constante puede ser difícil de gestionar. Es fácil que nuestra mente acabe convirtiendo algo muy poco probable en un riesgo potencial. El mejor consejo a este respecto es que aprendas a filtrar todo aquello que pueda resultarte nocivo.

Personalmente, hace muchos años que no puedo ver las noticias. Siempre he sido sensible, pero la maternidad ha llevado esa sensibilidad a otro nivel. Al ser mujer y madre de dos niñas, me afecta profundamente todo lo que tenga que ver con violencia machista, desigualdades, desapariciones o enfermedades. Lamentablemente, nada ni nadie puede garantizarme que nunca les pasará nada malo a mis hijas, y eso me angustia. De modo que limito activamente mi exposición a las informaciones que me hacen daño. La información es poder, sí, pero hay que saber distinguir lo que empodera de lo que daña. La línea divisoria es algo muy personal.

> *Leí sobre la muerte súbita y me obsesioné con la idea de que mi bebé pudiera morir. Todo me ponía muy nerviosa, si la temperatura de la habitación bajaba o subía, si las sábanas no estaban bien colocadas, comprobaba mil veces si respiraba. Era un sinvivir.*
>
> SARA,
> madre un niño

Estos cambios en el tipo y la cantidad de información que recibimos no son malos. Pero cuanto más sabemos sobre los riesgos y los diferentes escenarios posibles, más vulnerables nos sentimos a esas realidades. Más probables parecen. Por eso es importante tomar conciencia de todo lo que consumimos y de cómo nos impacta. Si alimenta la calma o el miedo.

17 - EJERCICIO PRÁCTICO: *Cultiva tu calma*

Dispón dos columnas. En la primera, haz una lista de todo aquello que te conecta con la calma. En la segunda, haz una lista de lo que te conecta con el miedo o el estrés. Para rellenar la primera, piensa en qué te relaja, qué te ayuda a sentirte segura y fuerte. Quizá el ejercicio físico, leer un libro, meditar o hablar con una amiga. En la segunda, piensa en qué factores estresantes hay en tu vida. Qué alimenta tus miedos o el estrés. Puede que sea pasar demasiado tiempo frente al móvil, tus pensamientos, la falta de descanso, etcétera.

CONECTO CON MI CALMA A TRAVÉS DE...	DESCONECTO DE MI CALMA A TRAVÉS DE...

Una vez hayas completado las dos columnas, piensa en qué puedes hacer para conectar aún más con tu calma y cómo puedes reducir los factores estresantes que has anotado en la segunda columna. Tal vez algunos no estén bajo tu control, pero el simple hecho de tomar conciencia de cómo te afectan ya es un gran paso.

El impacto del miedo cuando estamos a salvo

Pero ¿qué ocurre cuando el miedo, nuestro mecanismo de supervivencia, se activa sin que exista una amenaza real? ¿Qué pasa cuando nuestra mente creativa genera pensamientos no deseados que nos provocan miedo y ansiedad? ¿Y cuando esos pensamientos van creciendo y transformándose en amenazas que se sienten como reales? No hay ningún oso, ni ningún fuego, pero nuestro cuerpo y nuestra mente reaccionan como si los hubiera. No necesitamos luchar o huir, pero nuestro cuerpo nos lo pide a gritos.

El miedo, cuando no cumple la función adaptativa de protegerte y ponerte a salvo, causa malestar emocional en el presente, robándote momentos de felicidad. No puedes estar presente y sentir ansiedad al mismo tiempo. No puedes estar aquí y ahora, y a la vez irte al futuro y analizar posibles escenarios inciertos. Y mucho menos elaborarlos y perderte en ellos. La próxima vez que afloren esos miedos que no te aportan nada, prueba con el siguiente ejercicio.

> *Recuerdo abrazar a mi hija cuando tenía tres meses. Su olor, sus mofletes…, ¡era tan perfecta! Pero el placer de observarla se interrumpía cuando me ponía a cavilar. ¿Y si le pasaba algo? ¿Y si enfermaba? Un momento amoroso se puede transformar al instante en un momento lleno de miedo. La ansiedad cambia la calma y transforma el amor en miedo y estrés.*
>
> LARA,
> madre de una niña

18 - EJERCICIO PRÁCTICO: *Linterna sensorial*

Imagina que tu atención es como una linterna: solo puede enfocar un punto a la vez. Conecta con todos tus sentidos.

5 cosas que ves.

4 cosas que escuchas.

3 cosas que tocas.

2 cosas que hueles.

1 cosa que saboreas.

En cuanto lo tengas por la mano, no hará falta que enumeres cada sentido, simplemente podrás conectar con tus sentidos y nombrar aquello que percibas. Si pones toda tu atención en los sentidos, esta no puede desplazarse al pasado o al futuro. Está en el momento presente.

Este ejercicio funciona porque no podemos pensar en dos cosas a la vez. Si estamos conectadas al presente, nuestra mente no puede estar a la vez elaborando historias o perdiéndose en los miedos. Recuerda que la atención es como un músculo que vas fortaleciendo con la práctica de los ejercicios que iremos trabajando lo largo del libro.

Encuentra tus miedos

El primer paso para desprenderse de los miedos es tomar conciencia de cuáles son. En el capítulo anterior ya dimos un gran paso cuando examinamos nuestras creencias. Ahora te invito a dar el siguiente paso analizando cómo te impactan esas creencias, y si provocan malestar. A través de las entrevistas que he realizado para escribir este libro, he identificado tres temas en los que se concentran los miedos durante el puerperio: miedo a que pase algo malo, miedo a las pérdidas que conlleva la maternidad y miedo a no ser lo suficientemente buena.

MIEDO A QUE PASE ALGO MALO

El miedo a que suceda algo malo se instala ya en el embarazo, durante el primer trimestre (¿estará todo bien?). Durante el segundo trimestre hay veces en que las pruebas médicas se convierten en una carrera de obstáculos. Muchas madres dicen «Por ahora todo va bien», como si asumieran que en cualquier momento algo puede torcerse. Por supuesto que el riesgo cero no existe, pero no deja de ser curioso que nos centremos constantemente en los posibles riesgos, y les otorguemos tanto espacio. Durante el tercer trimestre suele aflorar el miedo al parto. Y el cuarto trimestre tampoco está exento de miedos —¿y si deja de respirar?, ¿y si enferma? ¿y si coge frío?, ¿será normal?—. Los miedos son normales, pero si afectan a nuestra calidad de vida y al disfrute de la experiencia materna, entonces hay que hacer algo al respecto. La próxima vez que aparezca el miedo, céntrate en el momento presente y pregúntate: «¿Está todo bien ahora mismo?». Y si es así, repite: «Ahora, todo está bien».

Ahora, todo está bien.

MIEDO A LAS PÉRDIDAS QUE IMPLICA LA MATERNIDAD

Estamos acostumbradas a la sensación de control en nuestro día a día, a nuestras rutinas predecibles y a nuestros planes improvisados. A menudo, en el postparto afloran sentimientos encontrados ante la pérdida de algunos aspectos de nuestra vida anterior. Ello no quiere decir que no valoremos todo lo que conlleva la maternidad. El cambio significa pérdida de una parte de nosotras. La pérdida significa duelo. Si queremos el cambio sin pasar por el duelo, una parte de nosotras seguirá mirando atrás, anhelando y añorando aspectos de la vida anterior. Todos los procesos de duelo llevan tiempo y no son lineales.

Algunas de las manifestaciones más recurrentes son sentir que ya no controlas tu vida; que ya no eres independiente; que ya no puedes improvisar con tu tiempo, que estás perdiendo amistades y cercanía en tus relaciones, que te sientes más atada al otro progenitor, que pierdes la libertad de viajar y de moverte libremente; que pierdes una parte de tu identidad; que te robaron tu experiencia de parto; que has perdido el físico que lucías antes, tu independencia económica, tu potencial dentro de tu trayectoria profesional o la confianza en tu propio cuerpo ¿Te identificas con alguna de ellas?

MIEDO A NO SER LO SUFICIENTEMENTE BUENA

Sentir que la maternidad te viene grande. Maternar con inseguridad, autoexigencia y expectativas rígidas. Miedo de no tomar las decisiones correctas, a no hacerlo todo bien o a que te juzguen desde fuera. Para muchas madres, la presión de volver al trabajo remunerado con bajas de maternidad insuficientes también supone una fuente de miedos y malestar. En el tercer capítulo examinaremos nuestras creencias y expectativas con respecto a la maternidad. Vuelve al ejercicio «Indagando en mis creencias», en la página 62, si lo necesitas.

No es fácil identificar tus miedos, pero si lo haces, estarás más cerca de superarlos. El primer paso para dejarlos atrás es reconocerlos. A menudo, estos miedos se presentan en forma de pensamientos. Por eso, tener plena conciencia de nuestro diálogo interno, de aquello que nuestra voz interior nos dice, puede ser muy revelador: «¿Y si le pasa algo malo?», «la maternidad me viene grande», «¡cómo puedo tener una mente tan retorcida!». En el próximo capítulo hablaremos de pensamientos no deseados.

Lo hago lo mejor que puedo.

Resumen del capítulo

- Vivir tu postparto con calma y conexión resulta fundamental para tener una experiencia más positiva y saludable.

- Un cierto nivel de ansiedad y estrés en el postparto es normal y adaptativo, así como lo es en cualquier situación de cambio y reajuste en tu vida.

- Ahora bien, contar con información y recursos para vivir un postparto más tranquilo facilitará experiencias más positivas y saludables.

PÍLDORAS DE REFLEXIÓN

¿Cuándo fue la última vez que te sentiste en calma? ¿Qué te permitió sentirte así?

....

....

....

....

....

¿Recuerdas un momento en tu vida en el que hayas sentido miedo o ansiedad y lo hayas superado?

....

....

....

....

....

¿Qué fue lo que te ayudó a dejarlo atrás?

....

....

....

....

....

5

QUE SE TE CAIGA TU BEBÉ, Y OTROS PENSAMIENTOS CATASTRÓFICOS

Que se te caiga el bebé, que se atragante, que deje de respirar... ¿Quién no ha tenido nunca pensamientos no deseados sobre posibles escenarios catastróficos? Los pensamientos no deseados suelen ser el detonante del miedo en situaciones en las que no existe un peligro real. Ese miedo del que hablamos en el capítulo anterior nos aleja de la calma y del disfrute y nos acerca al sufrimiento. Todas experimentamos pensamientos desagradables a lo largo de nuestra vida; no es algo exclusivo de la maternidad. Sin embargo, en el postparto estos pensamientos pueden agudizarse o volverse un tanto extraños. Es normal, estamos reajustándonos a nuestra nueva realidad. Una realidad que implica la fusión de madre y bebé. Nuestro sistema nervioso no solo vela por nuestra supervivencia, sino que ahora tiene una nueva vida a su cargo. Esto implica un nuevo nivel de alerta ante posibles riesgos. De algún modo, nuestra mente busca escenarios poco probables que podrían causarle daño al bebé y nos hace pensar en ellos por si acaso. Por pensamientos no deseados entendemos todos aquellos que afectan a nuestra calidad de vida. Es decir, que no nos induzcan a emprender una acción necesaria. El modo en que se presentan puede variar. Desde preocuparse en exceso hasta visualizar situaciones catastróficas, pasando por cavilar continuamente o enfrascarse en pensamientos obsesivos.

Recientemente realicé un sondeo en Instagram y obtuve la respuesta de más de seis mil personas. A la pregunta de si experimentaban pensamientos no deseados, un noventa y siete por ciento respondió que sí. De ese noventa y siete por ciento, un setenta y dos por ciento afirmó que esos pensamientos afectaban a su calidad de vida. Pedí que me proporcionaran ejemplos concretos, y la mayoría incidían en el temor a que les sucediera algo malo a sus bebés. Aunque se trata de una inquietud universal en el postparto y en la maternidad, no suele hablarse demasiado de esta clase de pensamientos, así que vamos a examinarlos. ¡Qué alivio saber que no era yo la única en visualizar que me caía por las escaleras con mi recién nacida, y que las consecuencias resultaban catastróficas! De hecho, más allá de la falta de rigor propia de una encuesta en Instagram, la evidencia ha demostrado que alrededor de un noventa y uno por ciento de madres y un ochenta y ocho por ciento de padres experimentan pensamientos obsesivos sobre su bebé en el primer año de vida.[13] Este estudio solo analizó los pensamientos obsesivos, dejando de lado otros pensamientos que también crean malestar. En este libro entendemos por pensamientos no deseados desde los pensamientos obsesivos hasta un exceso de preocupación, pasando por recuerdos intrusivos —como el de un parto traumático, por ejemplo—. Es decir, todos los pensamientos que causan malestar y que no cumplen una función adaptativa.

El presente capítulo tiene por objeto normalizar la existencia de pensamientos no deseados en el postparto, así como validar tu experiencia, tanto si formas parte de ese noventa y uno por ciento como si no. La psicoeducación nos ayuda a comprender lo que acontece en nuestra mente, mientras que los recursos prácticos nos facilitan vivir en calma con nuestra mente creativa. Aunque estos pensamientos sean normales, afectan en mayor o menor medida al disfrute de nuestra vida y a nuestra calma. Por eso es importante contar con recursos para gestionarlos.

Quizá te sorprenda que, si bien tener pensamientos perturbadores es algo de lo más habitual, sin embargo no se hable de ello. De hecho, pensar de forma constante en posibles daños o peligros relacionados con tu bebé, parece ser algo tan común que se da por sentado que un cierto grado de pensamiento obsesivo es normal durante el primer año de vida de la criatura.[14] A pesar de la recurrencia de tales pensamientos, hoy por hoy este tema sigue siendo un tabú. Precisamente por eso, suelen ir acompañados de un sentimiento de culpa. No es raro que te preguntes: «¿Me estoy volviendo loca?», «¿cómo puedo pensar algo tan horrible?», «¿cómo puedo tener una mente tan retorcida?». La culpa se acentúa más si cabe cuando dichos pensamientos contemplan hacer daño al bebé. Para tu tranquilidad, la ciencia ha demostrado que no existe correlación entre pensamiento y acción. El simple hecho de que te preocupe pensar en esas cosas ya es una garantía de ello (Collardeau *et al.*, 2019).

Independientemente de la dureza de tus pensamientos, estos no son en absoluto indicativos que vayas a lastimar a tu bebé ni son un indicador de tu valía como madre. Eres la mejor madre para tu bebé. No importa cuán oscuros, vívidos, horribles o impronunciables sientas que son esos pensamientos. En otras palabras, a pesar de que sean terribles, el contenido en sí no comporta que exista un problema. Esos pensamientos solo suponen un problema en caso de que afecte a tu calidad de vida. El problema reside en cómo los interpretas, cómo te hacen

---

13. J. S. Abramowitz, M. Khandker, C. A. Nelson, B. J. Deacon, R. Rygwall, «The role of cognitive factors in the pathogenesis of obsessive-compulsive symptoms: a prospective study», *Behaviour Research and Theraphy*, 44 (9), septiembre de 2006, pp.1361-1374. doi: 10.1016/j.brat.2005.09.011. Epub 2005 Dec 13. PMID: 16352291.

14. Fairbrother, Thordarson, Challacombe y Sakaluk, 2018. «Correlates and Predictors of New Mothers' Responses to Postpartum Thoughts of Accidental and Intentional Harm and Obsessive Compulsive Symptoms VL», 46 DO, 10.1017/S1352465817000765 JO, Behavioural and Cognitive Psychotherapy. <https://www.researchgate.net/publication/323301112_Correlates_and_Predictors_of_New_Mothers'_Responses_to_Postpartum_Thoughts_of_Accidental_and_Intentional_Harm_and_Obsessive_Compulsive_Symptoms>.

sentir y cómo reaccionas cuando aparecen. Independientemente de cómo juzgues o creas que otros juzgarían el pensamiento en sí, lo que importa es el malestar que te genera.

Fuera culpas. No eres tú. Es tu cerebro, que recrea escenarios poco probables y a menudo extraños, combinando su función evolutiva de manteneros a salvo con la falta de sueño. Son meros pensamientos. No son una premonición de que se te vaya a caer el bebé al bajar las escaleras, de que el carrito se te vaya a escapar de las manos en una calle abarrotada de tráfico, o lo que sea que tu cerebro decida recrear. No tienes una mente retorcida y perversa. Casi todas las madres experimentamos estas fabulaciones.

Cuando hablamos de pensamientos indeseados que no te hacen ningún bien, a primera vista puede sonar bastante abstracto. Por eso, quiero compartir las experiencias de algunas madres a las que he entrevistado para la escritura de este libro. Puede que te veas reflejada en alguno de estos relatos. Puede que te parezcan extremos. En cualquier caso, es bueno conocer distintas realidades y saber que, estés donde estés, no te encuentras sola y que, si lo necesitas, puedes pedir ayuda.

Lo que más me sorprendió del postparto fueron las cosas que llegaba a pensar. Me descolocaba pensar que yo misma podía lastimar a mi hijo. Cuando lo bañaba, pensaba que se me podía escurrir y ahogarse. Cuando cocinaba con él, llevándolo sujeto con el fular, que le podía saltar aceite o que se me podía escapar algún cacharro y caerle en la fontanela. Nunca me he atrevido a compartirlo; de hecho, sigue dándome mucha vergüenza escribir esto, pero, sabiendo que es algo recurrente, creo que puede ayudar a otras madres.

NATALIA,
madre de un niño

Tres días después de nacer mi hija, justo cuanto comencé con la leche de transición por dificultades con la lactancia, me

sobrevino un sentimiento de ansiedad: «Dios mío, ¿qué he hecho? ¿Esto es lo que quiero? ¡No hay vuelta atrás!». Al volver a casa me entraron todos los miedos, veía peligros por todas partes, llevada por un instinto primario: «El balcón está muy alto, ¿y si me da por tirar a la niña intencionadamente?». «Los cuchillos de la cocina, ¿y si le clavo uno?». «La mesa de cristal, ¿y si suelto a la niña encima de la mesa?». Después me entraban escalofríos, tenía la sensación de estar volviéndome loca. Trataba de quitarme aquellos pensamientos de la cabeza, pero me sentía la peor persona del mundo. Entonces me puse a buscar y leí sobre el postparto, busqué información acerca de los «pensamientos intrusivos» y descubrí que el noventa y uno por ciento de las mujeres los sufren.

Al fin, me abrí como un libro y vomité todos mis miedos y mis pensamientos a mis amigas, les conté lo del balcón, lo de los cuchillos, lo de la mesa de cristal. ¡Y ellas me dijeron que era normal! Yo casi me enfadé, porque nadie me había avisado de que fuera así.

Soy bastante controladora, tengo un poquito de ansiedad y siempre he sabido buscar una salida rápida. Pero ahora, con un bebé, falta de sueño, con las hormonas y la ansiedad disparadas, parecía que no había demasiadas salidas. Desde el primer día que volví a casa me planteé salir sola a pasear, dejando a mi pareja y a la niña durmiendo. Aquellos paseos me salvaron. Hacia el décimo día ya estaba bien, pero la niña tenía frenillo y el tema lactancia no estaba funcionando. A las tres semanas se lo cortamos. Ahora estamos en la quinta semana. Todo comienza a fluir, pero como mi leche ha tardado tanto en regularse —aún estamos en ello— parece que mis hormonas han vuelto a reajustarse y sigo con miedos y ansiedad a diario.

Me reconforta saber que ahora mis pensamientos ya no son intrusivos, sino de preocupación constante por el bienestar de la niña —¿engorda?, ¿come bien?, ¿tengo leche suficiente?, ¿estoy anclada a la teta?, ¿estoy haciéndolo como es debido? La niña depende de mí las veinticuatro horas del día, siete días a la semana, ¡y sin mí no sobreviviría!—. Estos pensamientos van y vienen, no duran todo el día y no limitan mi vida, con lo cual sé que son normales, aunque cuando vienen me resulta muy difícil

repetirme que yo no soy mis síntomas, que todo va bien. Aun así, respiro, miro a mi hija o la pongo en la mochilita portabebés, respiro y me digo que todo va a ir bien.

He hablado con mi pareja y he establecido mis momentos. Cuando él vuelve del trabajo le da un biberón de mi leche (o de fórmula si no hay suficiente) y así yo voy directa a descansar. Cuando me sienta con ganas, aprovecharé esos ratos para ir a pasear o para quedar con mis amigas. Simplemente, buscaré ese tiempo extra para mí, para reconectar con mi yo anterior a la maternidad. Porque la maternidad es preciosa, pero ¡qué dura es!

¡Qué bien saber que hay luz al final del túnel! Yo vivo muchos momentos de luz, se me cae la baba con mi hija la mayor parte del tiempo; pero cuando hay ansiedad o falta de sueño de por medio, la miro y todavía pienso: «¡No sé si sería mejor que no estuvieses aquí!». Y luego me siento fatal por haber pensado eso. Los buenos momentos predominan sobre los malos, y eso es lo que cuenta. Hoy hemos ido al médico para comentarle lo de mi ansiedad y me ha dicho que estoy perfecta, y la niña también. Me ha aconsejado que deje de exigirme tanto a mí misma y que viva día a día, momento a momento, que todo va a ir bien.

¡La falta de sueño es muy complicada! Pensar que te vuelves loca, y al cabo de una hora de haber descansado te sientes perfecta...

SANDRA IGLESIAS,
madre de una niña

¿Por qué tenemos pensamientos no deseados?

Durante el postparto, nuestro cerebro está programado para detectar posibles peligros que amenazan a nuestros bebés, y actuar como un mecanismo de supervivencia.[15] Nuestra mente siempre está recabando información para mantenernos a salvo si surge cualquier amenaza. Constantemente evaluamos riesgos y posibilidades en nuestro día a día. Especialmente, cuando nos enfrentamos a una situación nueva o potencialmente peligrosa, pero también en la vida cotidiana. De hecho, en la inmensa mayoría de los casos esa evaluación de riesgos pasa desapercibida, y solo nos damos cuenta cuando nos permite reaccionar con rapidez ante posibles amenazas.

Por ejemplo, puedo mantener una conversación con mi pareja mientras caminamos con nuestras hijas. A lo largo de todo el camino, de manera inconsciente, mi mente calcula riesgos, escucha el sonido de los coches acercándose, controla dónde se encuentran mis hijas, y todo ello sin darme cuenta. Puedo interrumpir la conversación para decirles que no se alejen o que no crucen la calle casi sin esfuerzo. Es un sistema de supervivencia que nos permite reaccionar con rapidez.

La ciencia ha demostrado que existen algunos factores que pueden favorecer la presencia de estos pensamientos. Emergen de un sistema complejo en el que intervienen la genética, las hormonas, tu forma de pensar y los estresores del entorno. Durante el embarazo tenemos niveles de estrógenos y progesterona altos, que tras el nacimiento de nuestros bebés caen en picado. Al descender, también bajan los niveles de serotonina.[16] La serotonina es un neurotransmisor que en niveles bajos está relacionado con la ansiedad, la depresión y la presencia de pensamientos no deseados. Otra hormona que tiene el potencial de hacernos más vulnerables a pensamientos no deseados es la oxitocina, imprescindible en la conducta maternal. Es posible que la presencia de niveles elevados de oxitocina sobreestimulen el instinto maternal de protección del bebé y que, por consiguiente, den pie a esos pensamientos. Más que un defecto o una consecuencia negativa del postparto, esta sensibilidad es algo necesario que nos ayuda a proteger a nuestras criaturas.

¿Dónde está el límite entre lo normal y lo problemático?

Ya hemos visto que los pensamientos no deseados tienen una razón de ser muy necesaria: la protección. Sin embargo, si esos pensamientos implican sufrimiento o limitan tu vida, sí son un problema. No es malo pensar que puedo caerme por las escaleras llevando a mi

15. M. Noriuchi, Y. Kikucho y A. Senoo, «The Functional Neuroanatomy of Maternal Love: Mother's Response to Infant's Attachment Behaviors», Biological Psychiatry, 63 (4), 2008.

16. C. T. Beck y J. W. Driscoll, op. cit.

bebé en brazos. Probablemente, este pensamiento me ayude a ir con más cuidado. Sin embargo, si imagino cómo me caigo, visualizo a mi bebé cayéndose y todo lo que viene después, al desarrollar estos pensamientos experimento tristeza, miedo, terror, como si realmente fuera a pasar o ya estuviese pasando. Los pensamientos se crecen si les insuflamos energía. Si los elaboramos. Al elaborarlo, es muy posible que ese pensamiento se transforme en una limitación a la hora de salir de casa. Ese sufrimiento y esa limitación sí son un problema.

Tener pensamientos de este tipo no sería un problema si no nos causasen un sufrimiento innecesario. Gracias a la neurociencia sabemos que cuando imaginamos que algo está sucediendo se activan las mismas regiones cerebrales que si estuviera sucediendo de verdad. No podemos evitar que esos pensamientos aparezcan, pero sí podemos contar con recursos para poder afrontarlos de la mejor manera posible. A veces leo que alguien aconseja «no pensar en ello», y me parece un consejo de lo más inútil, porque esos pensamientos suelen estar siempre fuera de control.

El problema reside en que, por poco probables que sean las situaciones que se te pasan por la mente, nadie puede garantizarte que a tus hijos no les sucederá nada malo. La mejor forma de ocuparte de esos pensamientos no es evitarlos, sino cambiar el modo en que los recibes. Si no les infundimos energía, si no los elaboramos, no se hacen grandes.

Personalmente, tengo mucha experiencia con el manejo de pensamientos intrusivos, porque los he tenido toda mi vida. Es una cualidad que heredé directamente de mi madre. En mi casa, si alguien llegaba tarde, seguramente había tenido un accidente, o si jugaba con una percha, era muy probable que acabase agujereándome la mejilla, y hasta los quince años no descubrí que los trenes no provocaban un fenómeno absorbente, en plan aspiradora, y que podía acercarme a la vía con toda seguridad.

El mejor recurso puede ser buscar ayuda. Busca siempre un espacio seguro y libre de juicios. Puede ser una amiga o una profesional especializada en la etapa perinatal. Escúchate y utiliza tu intuición como guía. A veces, esos pensamientos no tienen como objetivo la protección, sino que tienen que ver con una experiencia traumática. En estos casos, te animo a que valores la posibilidad de buscar ayuda. Con ayuda, esa experiencia puede convertirse en un recuerdo que elijas mantener como una vivencia pasada sin que limite tu presente.

Cuando nació N., tuvieron que intervenirla del corazón, con solo un mes y medio. Fue horrible, pero lo sobrellevé muy bien (o eso creía), dentro de las circunstancias. Mi segundo embarazo, buscado y deseado, estuvo cargado de miedos. Cada ecografía era una tortura. Todo estaba bien. E. nació sana y fuerte. Pero, para mi sorpresa, no conseguía vincularme a ella. No dejaba de pensar que se iba a morir. Poco después me diagnosticaron depresión postparto, y con la ayuda de mi psicóloga y mi familia pude superarlo.

SARA,
madre de dos niñas

PENSAMIENTO	AFIRMACIÓN POSITIVA
No soporto el llanto de mi bebé. No sé qué hacer para que se calme, ¿lo estoy haciendo mal?	El llanto de mi bebé me produce frustración. Inhalo, y al exhalar me relajo profundamente.
Debería estar contenta por ser madre. Estoy triste y desbordada.	Mis emociones no definen mi valía como madre. Soy la mejor madre para mi bebé y me permito sentirlo todo.
He fracasado en la lactancia. Estoy frustrada y me avergüenza no haberlo conseguido.	He hecho todo lo que estaba en mi mano, y soy fuerte y valiente por aceptar que lo mejor para mí y mi bebé no es lo que había planeado.
Tengo una mente retorcida. Me estoy volviendo loca, ¿qué madre pensaría algo tan horrible?	Acepto mis pensamientos como una parte normal del postparto. No soy mis pensamientos.

¿Cómo dejar a un lado los pensamientos no deseados?

Verbalizar lo que te pasa y cómo te sientes puede ayudarte a canalizar esos pensamientos. Sobre todo, si tienes a una persona de confianza o cuentas con un entorno seguro y libre de juicios donde poder hacerlo. A fin de transformar esos pensamientos, podemos utilizar la herramienta de las afirmaciones positivas que vimos en el capítulo 2. A continuación, te ofrezco algunos ejemplos basados en las entrevistas que realicé para la escritura de este libro.

Además de la herramienta de las afirmaciones positivas y del empleo de la hipnosis, tal como vimos en el capítulo 2, también podemos incorporar los siguientes pasos, que sirven tanto para desprenderse de pensamientos no deseados como de algunos miedos en concreto.

PASO 1 - LA ACEPTACIÓN

Escucha a tu miedo, a tus pensamientos, ¿qué quieren decirte? Dales un espacio. El problema no es que aparezcan los miedos o los pensamientos intrusivos, sino que nos quedemos atrapadas en ellos. La aceptación es uno de los aspectos más importantes que caracterizan el viaje de la maternidad y, junto con la calma, también es una gran compañera a la hora de disipar las sombras de la maternidad. Cuando una experiencia o un sentimiento es intenso, desagradable o nos desborda, a menudo el instinto es cambiarlo o evitarlo. Pero la mejor alternativa es siempre la aceptación. La aceptación no es pasividad. Pasividad sería evitar o no reconocer aquello que sentimos. Cuando aceptamos lo que aflora dejamos que nos atraviese. La aceptación da cabida a toda nuestra experiencia, con sus luces y sus sombras. La tendencia a aceptar las luces y a resistirse a las sombras no hará que desaparezcan.

La aceptación, que no la resignación, es una de las bases de la maternidad. No significa que nos guste aquello que sentimos o que pensamos. Tampoco significa que no vayamos a hacer nada al respecto. La aceptación quiere decir reconocer que algo existe. Cuando sentimos emociones expansivas, como la felicidad, es fácil aceptarlas. El reto está en aceptar los sentimientos que más nos incomodan o que creemos que «no tocan» en este periodo. Una emoción no cambiará o se irá porque la niegues. Al contrario, se quedará contigo durante más tiempo. Nombrarla y aceptarla nos ayuda a dejarla atrás. Tener miedos o pensamientos no deseados no tiene nada que ver con tu valía como madre o con el amor que sientes por tu bebé.

PASO 2 - ESCUCHA A TUS MIEDOS

A través de la aceptación creamos un espacio para esas emociones o pensamientos incómodos. Eso sí, siendo siempre amable contigo misma. ¿Qué viene a decirte esa emoción o pensamiento? ¿Hay algo que puedas aprender de ese sentir?, ¿parte de alguna creencia?, ¿alguna necesidad no cubierta? Una vez le hayas cedido ese espacio, puedes dejarla ir, como veremos en el siguiente paso.

Si es un pensamiento no deseado, acepta su presencia y hazte las siguientes preguntas: ¿es útil?, ¿es verdad?, ¿cuál es el escenario más probable? Visualiza aquello que seguramente pasará. Por ejemplo, si piensas en que puede pasarle algo a tu bebé, puedes visualizaros como familia dentro de diez años. Dale rienda suelta a tu imaginación para recrear ese escenario más probable. O también puedes anclarte al momento presente, tal vez con las siguientes afirmaciones: «Ahora, todo está bien» o: «Mi bebé crece fuerte, sana y feliz».

Mi bebé crece fuerte, sana y feliz.

PASO 3 - DEJA ATRÁS

Aceptar que esas emociones y pensamientos están ahí, no implica dramatizarlos o desarrollarlos. Los pensamientos no deseados crecen cuando les prestas atención. No puedes evitar que vayan y vengan, pero si cuando llegan te centras en ellos, los estás alimentando con tu atención. Yo tiendo a pensar en ellos como si fuesen un vendedor que llama a tu puerta ofreciéndote algo que sabes que no quieres ni necesitas. Abres la puerta. Escuchas al vendedor. En lugar de darle las gracias y dejarlo que se marche, lo invitas a pasar. A los cinco minutos ya lo tienes sentado en el sofá de tu casa contándote todo sobre ese producto que quiere venderte y que tú sabes que no quieres. No puedes evitar que llamen a tu puerta, pero sí decidir quién entra en tu casa y quién no. No puedes evitar que los pensamientos vayan y vengan, pero sí limitar la atención que les prestas.

Elijo dónde pongo mi atención.

19 - EJERCICIO PRÁCTICO: *Cultivando la conexión con los sentidos*

Piensa en un momento de tu vida en el que hayas estado presente al cien por cien.

Cierra los ojos y conecta con todos los detalles. Enumera tres cosas que veías, tres cosas que escuchabas y tres cosas que tocabas.

Después, lleva tu atención a tu realidad y enumera esas tres cosas que ves, que escuchas y que sientes a través del tacto.

Si te cuesta encontrar tres cosas, puedes elegir una sola por cada sentido.

La próxima vez que llegue un pensamiento, acepta que está ahí, que ha llamado a tu puerta. Si no te resulta beneficioso, opta por no prestarle atención. El siguiente ejercicio puede ayudarte a lograrlo.

Cada vez que pongas en práctica este u otros ejercicios del libro orientados a enfocarte en el momento presente, estás entrenando tu capacidad de conectar con la calma. Es como entrenar un músculo. Esa capacidad se vuelve más fuerte cada vez, hasta que llega un punto en que puedes hallar esa calma tan necesaria en situaciones que antes te producían estrés.

PEDIR AYUDA

Siempre que esos pensamientos persistan y afecten a tu día a día, contempla la posibilidad de pedir ayuda a tu profesional sanitario de referencia o a una psicóloga perinatal.

Confío en que cada vez se prestará más apoyo a las madres a través del sistema sanitario público. Ya están en marcha algunos programas pioneros en el cuidado de la salud mental que las madres necesitamos. Sin embargo, hoy por hoy aún son muy minoritarios e insuficientes. Por eso mi recomendación siempre es acudir a una psicóloga perinatal.

Por último, quisiera hacer hincapié en que el hecho de que tengas pensamientos no deseados no significa que padezcas un problema de salud mental. Todas, o casi todas, los tenemos. Aunque esos pensamientos también están presentes en trastornos depresivos o de ansiedad, por sí solos no son indicadores de que haya un problema de salud mental. De hecho, está demostrado que los pensamientos de madres con depresión postparto y los de aquellas que no la padecen son similares en cuanto al contenido.[17] Lo que va-

17. P. L. Hal y A. Wittkowski, «An exploration of negative thoughts as a normal phenomenon after childbirth», *Journal of Midwifery & Womens Health*, 51 (5), septiembre-octubre de 2006, pp. 321-330. doi: 10.1016/j.jmwh.2006.03.007. PMID: 16945779.

ría es el modo en que afectan. La información y los recursos de este libro te ayudarán a vivir un postparto más saludable. Te animo a que busques ayuda si sientes que la necesitas, y que recurras tanto a tu propio entorno como a la profesional adecuada.

Resumen del capítulo

- La ciencia estima que el noventa y uno por ciento de las madres tenemos pensamientos obsesivos durante el postparto. Si incluyésemos otros tipos de pensamientos no deseados, probablemente ese porcentaje sería mayor. Son normales. No son más que pensamientos. No son una premonición sobre lo que va a pasar. Tú no eres tus pensamientos.

- Tus pensamientos no tienen nada que ver con tu valía como madre. Incluso cuando en estos te imaginas a ti misma haciéndole daño a tu bebé, el simple hecho de que te preocupen indica que no los llevarás a cabo.[18] No tienes control sobre ellos, por lo tanto, cuanto más intentes evitarlos, más recurrentes se harán.

- Pon en práctica los ejercicios de este capítulo para validar lo que sientes, pensar en ello y dejar atrás todo aquello que te resulta nocivo, conectando con tu calma. Si esos pensamientos recurrentes afectan a tu calidad de vida, busca la ayuda de una psicóloga perinatal.

18. F. Collardeau, B. Corbyn, J. Abramowitz, P. A. Janssen, S. Woody, N. Fairbrother, «Maternal unwanted and intrusive thoughts of infant-related harm, obsessive-compulsive disorder and depression in the perinatal period: study protocol», *BMC Psychiatry*, 19 (1), 21 de marzo de 2019, p. 94. doi: 10.1186/s12888-019-2067-x. PMID: 30898103; PMCID: PMC6429780.

PÍLDORAS DE REFLEXIÓN

¿Te identificas con tener pensamientos no deseados? ¿Cómo es tu diálogo interno?

....
....
....
....
....

¿Qué te comprometes a hacer que sea distinto la próxima vez que tengas un pensamiento no deseado?

....
....
....
....
....

¿Tienes pensamientos que limiten tu vida o se basen en una experiencia traumática? De ser así, ¿te has planteado pedir ayuda?

....
....
....
....
....

6
LA LOCURA DEL PUERPERIO

Mi animal favorito es el macaco japonés. Un primate que guarda muchas similitudes físicas con los humanos. Quizá por eso siempre me ha fascinado. Fruto de ese interés, en 2008, cuando fui a Japón a visitar a mi amiga Yoshie, una japonesa que había sido mi compañera de habitación años atrás en los dormitorios de la Universidad de California, en Santa Bárbara, planeé una visita obligada a los macacos.

Por fin podría verlos en libertad. Recuerdo la cara de sorpresa de Yoshie y de todas las personas a las que conocí en ese viaje al ver mi itinerario. El ritmo maratoniano que me había impuesto para poder ver el máximo en poco tiempo durante mis seis semanas allí, contrastaba con el *detour* de una semana entera —«una pérdida de tiempo», en opinión de algunos— que tuve que afrontar para desplazarme hasta una remota zona de los Alpes japoneses, en la provincia de Nagano. ¿El objetivo? Ver a aquellos adorables macacos en libertad. Después de varios transbordos imposibles y de mucho caminar, llegué a una aldea cercana a las afueras de la ciudad de Nagano. No hay mucha gente que vaya allí para ver a los macacos. De hecho, para los locales, lejos de ser unos animales adorables, suponen un estorbo porque se comen sus cosechas.

Después de un par de días adentrándome en las montañas sin suerte, un granjero local me explicó cómo encontrarlos, no sin antes tratar de convencerme de que era mejor verlos en cualquier zoológico o parque para turistas. Por aquel entonces aún no era vegana, pero ya me causaba rechazo contribuir a cualquier forma de explotación animal, así que seguí con mi plan de probar suerte y verlos en libertad, si es que se dejaban ver. El granjero me explicó que podían llegar a ser muy agresivos, y que nunca debía acercarme más de tres metros, ni llevar comida, ni mirarlos a los ojos, ni hacer movimientos bruscos. Sobre todo, insistió, no debía acercarme ni mirar fijamente a ninguna cría. Había una familia de macacos que cada día bajaban a un *onsen*[19] a bañarse, y si estaba cerca del *onsen* podría verlos casi con total seguridad.

Al día siguiente, a las cinco de la mañana, empecé a subir la montaña de camino al onsen y esperé allí, sentada en una roca durante horas, hasta que aparecieron. Qué maravilla observar

---

19. Aguas termales de origen volcánico que se encuentran en Japón.

cómo se bañaban, comían, los más jóvenes jugaban y se relacionaban entre ellos. Algunos pasaban solo a un metro de mí, totalmente ajenos a mi presencia, y yo disfrutaba en mi papel de espectadora. Otros me miraban con curiosidad, y al cabo de unos segundos seguían a lo suyo. Todos salvo una madre macaca que me observaba en la distancia, desafiante. El modo en que me miraba fijamente me incomodaba. Entonces la miré yo a ella y me percaté de que llevaba un bebé macaco muy pequeño colgado en su pecho. No puede resistirme a sacar el móvil para hacerle una foto. De pronto, la madre lanzó un intimidante rugido que me dejó petrificada y avanzó algunos pasos hacia mí. Aún nos separaban varios metros, pero me sentí realmente en peligro. Bajé la mirada, puesto que mirarlos a los ojos podría interpretarse como una provocación. Al cabo de unos minutos, que me parecieron horas, retrocedí, pasando por al lado de otros macacos a los que no parecía molestarles mi presencia y me alejé de la madre y su cría.

Yo aún no era madre, y durante años expliqué esta anécdota con final feliz refiriéndome a la madre macaca como si fuera una loca agresiva. Años después, al ser madre, entendí que no estaba loca. Estaba cuerda. Yo también había experimentado aquel estado de alerta para proteger a mi bebé, la ira y el desborde emocional. Hubo momentos en los que quise rugir como aquella macaca o buscar un escondite para mantener la intimidad que mi cuerpo pedía a gritos. Hubo momentos en los que el más mínimo detalle podía hacer estallar la ira reprimida en mi interior. Las mujeres nos enfrentamos a la presión social de no expresar rabia, ira, enfado o agresividad, especialmente en lo relativo a la maternidad. No encaja con el molde de madre entregada y complaciente. De esa ira muy poco se habla, y, sin embargo, es algo que experimentamos muchas madres.

Las buenas madres también se enfadan

La ira ha sido uno de los temas más presentes en las entrevistas que he realizado para escribir este libro. Para mi sorpresa, la literatura científica al respecto es muy escasa. Casi todo se centra en la depresión o ansiedad postparto, de la que la ira puede considerarse un síntoma. Los únicos estudios que he encontrado hacen referencia a la ira en el contexto de la depresión.[20] Quizá resulte socialmente más aceptable pensar en una mujer deprimida que enfadada, y por eso ha despertado más interés científico dentro de ese ámbito. Sin

---

20. CH. Ou y W. A. Hall, «Anger in the context of postnatal depression: An integrative review», *Birth*, 45 (4), diciembre de 2018, pp. 336-346. doi: 10.1111/birt.12356. Epub 2018 May 20. PMID: 29781142.

embargo, forma parte de la experiencia de la inmensa mayoría de las madres a las que he entrevistado.

La expectativa de ser siempre amable, cálida y serena genera un sentimiento de culpa, que surge tras experimentar emociones como la rabia o la ira, ambas muy presentes en la maternidad. La rabia puede aparecer en forma de irritabilidad, y puede llevarte a reaccionar con impulsividad hacia tus hijos o tu pareja, a alzar la voz, a utilizar más palabrotas de lo habitual, a sentirse siempre al límite o a reaccionar desproporcionadamente ante algo que te hace explotar. ¿Te suena? Esta rabia suele ir seguida de una intensa sensación de culpa: ¿qué clase de madre se enfada así? ¿No debería estar disfrutando de cada momento?

La ira suele ser la culminación de un sentimiento de impotencia sostenido en el tiempo, de estrés y de falta de apoyo. Los detonantes son muy variados; pero, por lo que me comentáis, los principales motivos son, entre otros, que vuestras parejas no se involucran lo suficiente en los cuidados tanto de la madre como del bebé, especialmente si duermen toda la noche. También os referís a los cambios en las obligaciones —por ejemplo, tener que asumir que, por estar en casa con tu bebé, eres responsable de todas las labores del hogar— y a la presencia de «opinionólogos» en vuestro entorno que critican vuestras decisiones o vuestra forma de maternar. Esto se acentúa si las críticas vienen de la familia de tu pareja, y esta no pone límites. Cuando la vida de tu pareja no parece haberse visto afectada pero la tuya ha cambiado drásticamente. Cuando todo el mundo presta atención al bebé, pero te ignora a ti. Especialmente si además esperan que atiendas a la visita. Cuando los profesionales de la salud no te diagnostican problemas clínicos ni te ofrecen el apoyo y las soluciones que necesitas (sobre todo en lo relativo a la lactancia). Cuando te sientes dependiente económicamente. Cuando tienes problemas económicos. Cuando te sientes atada a la pareja.

Otro detonante es sentir que has perdido tu identidad, la libertad de hacer lo que quieres cuando quieres. La libertad de ser económicamente independiente. Tu cuerpo. Tu trabajo. Los cambios en tu sexualidad. Tu percepción de ti misma como persona. Tu espacio personal. Tu libertad de poder estar sola.

Necesitamos sentirnos más cómodas al hablar de la ira. Seguro que te identificas con algunas de las situaciones expuestas en los párrafos anteriores. Sin embargo, la ira no encaja en el ideal de madre tranquila y serena que impera en la sociedad. No la reprimas. Conecta con esa ira y lo que esta te comunica. La ira indica que hay algo en lo que indagar. Es un grito pidiendo ayuda. Cuando indagues, tal vez encuentres necesidades no cubiertas, como la falta de reconocimiento de todo lo que estás haciendo, el cansancio o la falta de apoyo.

Me permito sentir todas las emociones.

Huir del mito de la supermadre que llega a todo, trabajar en el perfeccionismo y adoptar una actitud flexible y de apreciación de la madre y de la mujer que somos puede ayudar. También, como veremos más adelante, cuidarnos y responder a nuestras necesidades, empezando por las más básicas: desde mantener una buena nutrición e hidratación hasta descansar y dormir, pasando por lo que a cada una nos llena y nos hace vibrar. En mi caso, siempre necesito estar un rato a solas para recargar energía. Si esa ira se sostiene en el tiempo, puedes contemplar la posibilidad de pedirle ayuda a tu profesional sanitario de referencia o a una psicóloga perinatal.

> *Tuve un parto muy bueno; estaba convencida de que aquello sería lo más duro por lo que había pasado jamás, pero resultó ser la experiencia más poderosa de mi vida. Sin embargo, nunca me hubiera imaginado todas las complicaciones que vinieron después. Digamos que la lactancia no fue un camino de rosas. Pero lo peor fue un prolapso del suelo pélvico, la incontinencia y el hipotiroidismo. No tenía ni idea de que me pudiera pasar. Creo que estuve en shock los primeros dos meses. Un shock acompañado de mucha ira y rabia, casi siempre dirigida hacia mi pareja, pues no me sentía apoyada ni comprendida. Estallé muchas veces, e incluso llegué a romper cosas. Luego venía la culpa, que no hacía más que empeorarlo todo.*
>
> MARINA,
> madre de un niño

La rabia y la ira a menudo van dirigidas a quienes nos rodean y deterioran nuestras relaciones. Por eso, cuidarte es cuidar de ti y de quienes te rodean. Conectar con lo que necesitas, pedir ayuda y, por qué no, también pedir perdón si así lo sientes. Lejos de ser un mal ejemplo para tus hijos, les estarás enseñando a rectificar, a reconocer sus errores y a buscar soluciones con un simple «Siento mucho haber levantado la voz. Estoy muy enfadada. La próxima vez me centraré en respirar o saldré a dar un paseo».

La culpa casi nunca es buena compañía

Puedes permitirte sentir sin culpa. Escúchate, dales un espacio a tus necesidades y deja atrás la culpa. Deja fluir tus pensamientos y despréndete de la culpa. No es fácil. Tus necesidades valen. Quizá te parezca una obviedad, pero, en la práctica, ¿te sientes culpable por concederte un tiempo para ti?, ¿te sientes culpable por dejar a tu bebé para ir al gimnasio o a trabajar?, ¿te sientes culpable por desear que tu bebé se duerma y tener un tiempo para ti? En ocasiones, la culpa puede ser útil para desmigar creencias que nos resultan perniciosas. ¿De dónde viene esa culpa? ¿De dónde viene eso de poner por delante a todos e ignorar tus propias necesidades?

Dejo ir la culpa y la autoexigencia.

Resumen del capítulo

- La ira es una emoción difícil de sostener, pero no por ello es mala.

- La ira está presente en el postparto de muchas madres.

- Es normal y necesaria para que nos escuchemos.

- Escucha lo que esa ira te dice.

- Quizá te esté hablando de necesidades no cubiertas.

- Quizá es el empujón que necesitas para poner un límite.

- Deja ir la culpa y ábrete a la sabiduría que habita en tu sentir.

PÍLDORAS DE REFLEXIÓN

¿Has sentido ira o rabia en los últimos días o semanas?

¿Qué puede indicarte ese sentir?

¿Cuándo fue la última vez que te sentiste culpable?

7
UNA NUEVA VERSIÓN DE TI MISMA

Una vez te conviertes en madre, no hay vuelta atrás, la experiencia te transforma. Ser madre forma parte de tu identidad, pero solo es una parte de esta. Eres una mujer que existe con independencia de su bebé. Parte de tu identidad se removerá al convertirte en madre, y ese movimiento implica soltar el control sobre quien eres para sumergirte completamente en el nacimiento de la madre que ahora también forma parte de ti. Seamos sinceras, el nacimiento de una madre es mucho más intenso que el nacimiento de un bebé.

Tendemos a identificarnos con nuestros trabajos. La mayoría de nosotras nos presentamos diciendo nuestro nombre, edad, de dónde somos o a qué nos dedicamos. Lo que hacemos durante nuestro día a día forma parte de esa definición, y con el postparto nuestra ocupación principal cambia, al menos temporalmente. Entre tanto cambio, hay algo que se mantiene intacto: tu valor inherente a tu ser. Tu valor no depende de cuánto haces o cuánto das. Dejar ir las expectativas de productividad como medida de éxito forma parte de vivir un posparto más positivo y saludable. Ser tú es suficiente. Dar a luz, cuidar, amar y alimentar a tu bebé y a ti misma como nueva madre es suficiente.

Esto no significa que no mantengamos elementos de nuestra identidad anterior. Por supuesto que sí. Pero nuestra ocupación principal, al menos en el postparto más reciente, es cuidar de nuestra criatura, y eso impacta en nuestra identidad. Esa transformación nos atraviesa a todas de distinta forma, pero siempre es un cambio. Hay madres que sienten que no hacen nada importante, que no contribuyen económicamente y que no tienen vida social. Hay madres que se replantean sus carreras profesionales o dan los primeros pasos para crear un mejor equilibrio entre la vida laboral y familiar.

A veces, con la maternidad aflora algo del síndrome de la impostora. Es decir, no ser capaces de reconocer nuestros logros, sentir que tenemos que ser más o hacer más. No sentirnos lo suficientemente buenas, competentes o capaces. Tener la impresión de que nos falla el instinto o de que deberíamos sentirnos de una determinada manera. Cultiva una voz interior amable que te recuerde que no tienes que hacer más. Esto podría ser en forma de mantra: «Tengo suficiente. Hago suficiente. Soy suficiente». Cuando escuches esa voz interior que insiste en que no puedes parar hasta haber completado la lista infinita de cosas que hacer, o que no eres lo suficientemente buena, vuelve a tu mantra. Entrena tu mente para estar satisfecha con lo que has hecho, y no enfocada en aquello que ha quedado pendiente.

Tengo suficiente. Hago suficiente. Soy suficiente.

¿Cuándo nacemos como madres?

Se dice que nace un bebé, nace una madre. Sin embargo, el nacimiento de la madre se inicia mucho antes que el del bebé. Se inicia ya en nuestra infancia, en nuestra relación con nuestros padres, cuando jugábamos con muñecas a ser madres, continúa forjándose a lo largo de los años y se acentúa con el deseo de ser madres. El proceso se intensifica aún más en el momento en que una nueva vida habita dentro de nosotras y se producen cambios físicos y psicológicos para facilitar el nacimiento de la madre. Es un proceso gradual, que va tomando forma desde mucho antes de ver el positivo.

Para mí, el postparto es una oportunidad de transformación profunda. Sobre todo el primero, pero cada maternidad te transforma a su manera. No hay una receta para reconocerte en esa nueva identidad. En mi caso, creo que me ha acercado a mi esencia y a mi yo más auténtico. Me ha forzado a despojarme de creencias que no me pertenecen y patrones que no se alinean con mis valores. En esa metamorfosis lo que más me ha ayudado es prestarme atención a mí misma y a aquello que es importante para mí. Ya sea estar sola, hacer ejercicio, escribir en mi diario, pasear o

mi trabajo. Dejar ir el perfeccionismo. Saber a lo que aspiro, pero abrazar a la madre que soy hoy y ahora, sin exigirme más. Esto último es una lección que nunca termina.

Personalmente, mis postpartos me dieron la vuelta como a un calcetín. Tengo que decir que tuve la suerte de contar con un año de baja por maternidad remunerada, de que mi pareja también pudo estar muy presente y de que, a pesar de vivir en países distintos, mi madre estuvo conmigo siempre que la necesité. Esto me permitió parar y vivirlo como una de las etapas más creativas y transformadoras de mi vida a todos los niveles. No se puede tener todo. Para poder hacerlo sacrificamos cosas como vivir en un piso pequeñísimo a las afueras de Londres en lugar de mudarnos o reducir significativamente nuestros ingresos. En lo personal, elegimos cosas muy poco convencionales, como irnos a viajar por Asia. Esos viajes nos conectaron profundamente con nuestra esencia. Mientras viajábamos por China decidimos que nos iríamos a vivir allí, y un año y medio después lo materializamos, cuando mi segunda hija tenía tres meses. La maternidad y la paternidad no nos frenó o limitó, en todo caso nos dio el impulso que necesitábamos para hacer lo que siempre habíamos querido hacer y llevábamos años postergando.

Laboralmente, fue la primera vez en mi vida que me permití hacer un alto, y eso me dio la perspectiva necesaria para replantearme mis prioridades. Inevitablemente, parar significa aceptar renuncias, significa aceptar que el mundo sigue adelante con su ritmo frenético mientras sientes que te quedas atrás. La insatisfacción inicial que sentí por tener que dedicarme únicamente a la crianza, me hizo tomar conciencia de mi propensión a considerar que solo podía realizarme a través del trabajo. Se reajustaron mis prioridades y empecé a estrechar la brecha entre mis valores reales y el modo en que vivía mi vida. Me di cuenta de que, para mí, impartir cuidados era un trabajo inferior al remunerado. Resulta duro admitirlo, pero es así. La pérdida de independencia económica, sacrificar la carrera profesional o la ausencia de una vida social ajetreada. Lo quería todo, y a la vez. Quería estar presente en la crianza de mis hijas como hizo mi madre conmigo, pero seguir con mi vida tal como era antes. En mi primer embarazo decidí que no haría uso de mi año de baja por maternidad, que no entablaría nuevas amistades porque ya estaba bien con las que tenía, y que mi vida social continuaría igual de ajetreada tras la llegada de mi hija. En definitiva, que mi vida seguiría siendo casi la misma de siempre, pero con mi bebé. Cuán equivocada estaba.

Trabajé hasta el día en que di a luz y me postulé para una promoción durante mi baja por maternidad como directora asociada en la multinacional en la que trabajaba. Pero la maternidad resituó mis valores y prioridades. Es un camino que empezó en 2016 y continúa cada día. Cuidar no es algo que apetezca siempre. A menudo entra en conflicto con lo que me gustaría hacer realmente. Desde dormir en lugar de amamantar durante los múltiples despertares nocturnos hasta un baño largo en lugar de cambiar pañales. Sin embargo, poco a poco he ido comprendiendo que el hecho de que no siempre me apetezca no es sinónimo de sacrificio, ni siquiera de autonegación.

No pretendo romantizar la crianza. Eres madre las veinticuatro horas del día. Hay momentos en que desearás poder bajar la persiana. Y es precisamente en esos momentos cuando la aceptación de la experiencia, con sus luces y sus sombras, te beneficiará enormemente, lo cual no significa ir en contra de tus deseos. Es normal que sufras un conflicto interno entre lo que quieres para ti y lo que acabas haciendo, pues a fin de cuentas esto último es lo que tu bebé necesita. ¿Quién quiere cambiar un pañal en vez de darse un baño o ver una serie tranquilamente? ¿A quién le apetece despertarse a las tres de la madrugada para alimentar a su bebé? Acepta estos momentos creando espacio para tus necesidades. Si no reservas tiempo para aquello que es importante para ti, más allá de lo relacionado con el bebé, las circunstancias dirigirán tu vida.

En la actualidad sigo en el camino de vivir una vida más conectada a mis valores y menos influenciada por las demandas de una sociedad individualista y capitalista. El postparto me conectó con un profundo deseo de acompañar a otras mujeres en su camino a la maternidad, con el deseo de cuidar de las madres. Empezó como un *hobby* que poco a poco dio lugar a una reinvención total. Ahora me dedico a este maravilloso trabajo que entrelaza lo personal y lo profesional, porque nace de lo más profundo de mi corazón.

La relación con la propia madre

La maternidad me ha hecho apreciar profundamente la dedicación y presencia de mi madre en mi infancia. Sé que para muchas mujeres no es así, y a menudo escucho: «Ahora que soy madre, aún entiendo menos cómo mi madre pudo…», y frases similares que cuestionan a la propia madre. El amor, el cuidado, la educación que recibimos en nuestra infancia y nuestro relato de vida se hacen más presente ya desde el embarazo. Es un proceso muy intenso para muchas mujeres en el que pueden aflorar traumas y asuntos no resueltos, o que creíamos resueltos y que ahora se cristalizan.

Este proceso, que en psicología se denomina «transparencia psíquica», se inicia ya desde el embarazo, y se intensifica en el postparto. Está ahí para que afrontes tu maternidad más libre de cargas del pasado, para que elijas el camino que quieres tomar y evalúes los patrones aprendidos en tu infancia. Nos brinda la oportunidad de crecer con nuestros bebés, pero puede ser sumamente intenso. La maternidad siempre remueve la relación con nuestra madre, la cuestiona para que podamos elegir en qué medida queremos seguir un modelo similar o distinto a la hora de criar a nuestros bebés.

Si el modelo ha sido bueno, o lo suficientemente bueno según nuestro sentir, entonces todo se asienta, acercando a la propia madre como un referente. Podemos sentir que la necesitamos cerca y que la comprendemos. Si el modelo ha sido malo, o no lo consideramos válido, el proceso resulta más difícil. En cualquier caso, es un periodo con un gran potencial sanador.

Al mismo tiempo, nuestra maternidad remueve el modo en que maternó nuestra madre y otras mujeres de nuestra vida, que pueden sentirse cuestionadas frente a nuestras elecciones. Probablemente, elegiremos hacer cosas distintas basándonos en la información con la que contamos, en nuestro propio sentir y en nuestro contexto. Somos hijas de una generación que creció con la creencia extendida de que había que dejar llorar a las criaturas, seguir horarios estrictos a la hora de alimentarlas o no tenerlas en brazos demasiado tiempo, para no «malacostumbrarlas». En ocasiones, puede llevar tiempo que nuestra madre nos acepte en el nuevo rol de madre. Ellas lo hicieron lo mejor que supieron, pero ahora es nuestro turno. Podemos aprender de sus errores, y, sin duda, nosotras cometeremos otros.

Nuestra identidad

Más allá de la variedad de experiencias, esta transformación nos afecta a todas de distinto modo, y, si se vive con plena conciencia es una buena oportunidad para reinventarse. Cuando hablo de transformación, no lo digo en sentido metafórico. Cambia el cuerpo y cambia la mente. De hecho, podemos observar los cambios a través de la neuroimagen. Entre otros muchos cambios, la estructura e incluso el tamaño de tu cerebro también cambia. Dentro de todos esos cambios cerebrales, me voy a centrar en dos. El primero incide en el aumento de la neuroplasticidad, es decir, la habilidad para cambiar y aprender. El segundo hace referencia al aumento de la receptividad de la oxitocina, la hormona que favorece la conducta materna. Conocer estos cambios te ayudará a entender por qué el postparto nos brinda la oportunidad de reinventarnos.

Mayor plasticidad cerebral

La neuroplasticidad es la capacidad adaptativa del cerebro para formarse y reorganizarse en respuesta a su entorno. Durante años se creyó que, al llegar la edad adulta, el cerebro dejaba de cambiar. Sin embargo, gracias a los avances en neurociencia, sabemos que el cerebro cambia constantemente y se adapta al entorno. En el embarazo y el postparto esa capacidad se agudiza, facilitando así todos los cambios necesarios para la maternidad.

Hasta comienzos del siglo XX, la ciencia, dominada por los hombres, no había planteado el efecto de la maternidad en nuestro cerebro. En 1926, Marian Diamond, neurocientífica y madre de cuatro hijos, descubrió mediante un cruel experimento con ratones que la maternidad enriquecía el cerebro. El embarazo estimulaba el cerebro de las ratas, resultando en una corteza cerebral más gruesa.[21] Las ratas que estaban en entornos estimulantes disfrutaban de un desarrollo cerebral más rico y complejo. Las ratas que estaban en entornos poco estimulantes no mostraban ese desarrollo, con la excepción de las que habían sido madres o estaban embarazadas, que sí evidenciaban ese desarrollo a pesar de encontrarse en entornos empobrecidos. Su descubrimiento fue ignorado en su tiempo, ya que por entonces la ciencia negaba la existencia de la neuroplasticidad.

Con los nuevos avances científicos, estos cambios han podido investigarse en humanas. Un estudio de 2017 detectó cambios significativos en la reducción del volumen cerebral tras el embarazo, que tenían una duración de dos años. De hecho, los cambios que el embarazo produce en nuestro cerebro son tan consistentes que un algoritmo puede determinar con certeza si una mujer ha estado embarazada o no mediante una resonancia magnética.[22] Estos cambios se dan indepen-

21. K. M. Hillerer *et al.*, «The maternal brain: an organ with peripartal plasticity», *Neural Plasticity*, Hindawi Publishing Corporation, 2014, <https://doi.org/10.1155/2014/574159>.
22. E. Hoekzema *et al.*, «Pregnancy leads to long-lasting changes in human brain structure», *Nature Neuroscience*, 20 (2), 2017, pp. 287-399. Consultado en <https://doi.org/10/1038/nn.4458>.

dientemente de si la concepción es natural o ha sido asistida.[23] Dicho estudio también señalaba que esos cambios pueden ser los responsables de la pérdida de memoria que muchas madres experimentamos durante el embarazo y el postparto. Es lo que se conoce como *baby brain*. Muchas mujeres viven esa pérdida de memoria con frustración. Sin embargo, lejos de ser limitantes, esos cambios son necesarios tanto para el correcto desarrollo del bebé en el útero como para la salud física y mental de la madre.[24] La maternidad es una etapa de aprendizaje intenso, y la naturaleza ha preparado a tu cerebro para ello haciéndolo más moldeable.

De hecho, parece ser que estos cambios nos hacen más inteligentes. Quizá te sorprenda. Yo misma, actualmente en mi tercer embarazo, hago referencia a mi pérdida de memoria a menudo. Es real, algunas de mis habilidades se han visto afectadas por el embarazo. Sin embargo, la maternidad afina nuestra mente en muchos otros sentidos, más útiles para maternar. En primer lugar, quizá te hayas dado cuenta de cómo se agudiza el sentido del olfato durante el embarazo. Pues bien, también se dan mejoras en la percepción, incluyendo una mayor sensibilidad de la vista, el gusto, el oído y el tacto. El segundo cambio tiene que ver con la eficiencia. ¿Cuántas cosas puedes hacer mientras tu bebé duerme cuarenta y cinco minutos? Entre el cansancio y la falta de sueño es un milagro que puedas hacer algo. Por último, nos volvemos más resilientes. La oxitocina nos ayuda a gestionar el estrés y fomenta nuestra capacidad de lidiar con circunstancias cambiantes o incluso adversas.[25]

Durante la maternidad, nuestro cerebro se recalibra y crea espacio para todos los aprendizajes que conlleva ser madre. Es como si tuviésemos un armario gigante lleno de archivos y lo vaciásemos para hacerle un hueco a la información y las prioridades de la vida con un bebé. En ese armario necesitas aquello que te sirva en tu vida actual, que ha cambiado completamente. Con el tiempo, ese armario se va reorganizando, todo acaba por encajar, lo cual deja espacio a lo que resulta de utilidad y descarta lo que no sirve.

Durante mi primera baja por maternidad, me hicieron una serie de entrevistas para una promoción a directora asociada en la firma en la que trabajaba. Conseguí la promoción, pero fue una experiencia extraña que me dejó descolocada y con un sabor de boca agridulce. Sentí que había olvidado hasta cómo expresarme en aquel entorno corporativo al que había pertenecido en otra vida, como si todos mis logros profesionales de los que tenía que alardear correspondiesen a otra persona.

23. *Ibid.*

24. S. L. Klein *et. al.*, «Sex inclusion in basic research drives discovery: Fig.1., *Proceedings of the Natural Academy of Sciences*, 112 (17), 2015, pp. 5257-5258, <https://www.pnas.org/content/112/17/5257>. Consultado en noviembre de 2021.

25. Katherine Ellison, *Mommy Brain: How motherhood makes us smarter*, Basic Books, Nueva York, 2006.

Sentía que algo no encajaba, que mi cerebro no era el mismo, que yo no era la misma. También recuerdo la serenidad con que afronté todas las entrevistas. En ese momento, me preguntaba si era indiferencia: ¿dónde estaba la Carmen estresada y perfeccionista? La única parte que me resultó estresante fue la de la organización de la logística familiar, que incluyó varios vuelos de mi madre a Londres. Mis prioridades habían cambiado. Yo había cambiado.

Mayor receptividad a la oxitocina

La oxitocina es un abrazo, una caricia, perderte en la mirada de tu bebé y que el resto del mundo deje de existir, disfrutar de una taza de café o de tu comida preferida. La oxitocina es calidez, tanto en lo relativo a la temperatura como en lo emocional; es sentir el calor de los tuyos. Está presente en todos los actos sociales y reproductivos de nuestra especie, aunque no es exclusiva de los humanos. Se encuentra en todos los mamíferos.

Esta hormona fue descubierta en 1909, en una gata embarazada, y se estudió su relación con el parto y la lactancia. De ahí el nombre, oxitocina, derivado de una palabra griega que significa «parto rápido». Ahora sabemos que no solo es para el parto o la lactancia, sino también para la vida y para el amor. Es la hormona responsable de los orgasmos, está presente en las carcajadas, los abrazos, las caricias y las miradas amorosas. No solo hay receptores de oxitocina en nuestros pezones y en el útero, también en nuestro cerebro, por lo que es una hormona que, además de respuestas físicas, también desencadena respuestas emocionales. De hecho, influye en nuestro carácter y en nuestro estado de ánimo.[26]

La oxitocina facilita la conexión y el enamoramiento. Por ejemplo, en el momento de la concepción el cerebro envía un pico —una elevación del nivel en sangre— de esta hormona cuando se alcanza el orgasmo, para facilitar que ambos progenitores conecten y se mantengan unidos durante la crianza.[27] La oxitocina llega al pico más alto tras el nacimiento de tu bebé, lo que facilita el alumbramiento de la placenta y la reducción del sangrado. También favorece el vínculo y la conexión entre madre y bebé que muchas madres experimentan tras una experiencia de parto positiva.

Durante la lactancia, la succión estimula la producción de oxitocina y la eyección de la leche. También facilita que se refuerce el vínculo entre madre y bebé, favoreciendo la conducta materna.[28] La oxitocina reduce nuestra sensibilidad al estrés y al dolor, y con ello

26. K. Uvnäs Moberg, *Oxytocin: The Biological Guide to Motherhood*, Amarillo, Praeclarus Press, 2016.

27. K. Uvnäs Moberg, *The Oxytocin Factor: Tapping the Hormone of Calm, Love, and Healing*, Pinter & Martin Publishers, Londres, 2003.

28. K. Uvnäs Moberg, *Oxytocin: The Biological Guide…*, *op. cit.*

facilita la recuperación postparto y el bienestar general.[29] Desempeña un papel crucial en las relaciones sociales positivas. Existen muchas evidencias que demuestran cómo las relaciones positivas y de calidad contribuyen a nuestra salud y bienestar, y la oxitocina incentiva este fenómeno.[30] Esta hormona nos hace sentir bien y nos ayuda a empatizar con quienes nos rodean.

La oxitocina es el combustible con que la naturaleza nos provee para una maternidad llena de paz y amor. Entonces, si tenemos esos picos de oxitocina en el postparto, ¿cómo es posible que no nos sintamos envueltas en un halo de euforia y amor a todas horas? ¿O que haya madres que no sientan ese bienestar asociado a la oxitocina? Hay dos motivos. El primero es que durante el postparto se producen subidas y bajadas. Por un minuto sientes que mueres de amor perdiéndote en la mirada de tu bebé, y al siguiente, el cansancio y otro cambio de pañal te devuelven a lo más rutinario. De ahí esa polaridad. Los momentos altos son más altos; los bajos, más bajos. Como vimos anteriormente, en el postparto conviven todas las emociones, y a menudo en su versión más extrema y desbocada. El segundo motivo es el estrés, asociado a la producción de adrenalina, que sabotea la producción de oxitocina.

Las causas de un estrés excesivo en el postparto son muy variadas. Muchas madres se sienten solas, sin apoyo. Otras están agotadas y en constante alerta. No pueden dormir cuando sus bebés duermen. Otras sienten dolor físico y se están recuperando de intervenciones médicas. Dar el pecho les duele o les causa malestar. Muchas acarrean el trauma de un parto difícil. También hay madres independientes e incapaces de pedir o aceptar ayuda. Otras son competitivas, perfeccionistas y exigentes.

Quizá todas tengamos un poco de cada. Para producir oxitocina necesitamos sentir calma y seguridad —lo opuesto al estrés, que se asocia a la producción de adrenalina—. La oxitocina es una hormona que producimos cuando nuestro sistema nervioso parasimpático está activado, en «modo-calma». Potenciar la oxitocina nos ayudará a adaptarnos y a sentirnos mejor. Por eso, a continuación exploraremos distintas maneras de estar en calma.

Conectando con la oxitocina

Un baño caliente, un paseo por la naturaleza, tu comida preferida, degustar una chocolatina, cantar, bailar, escuchar música, reír, un abrazo largo, un beso, una caricia, un masaje,

29. M. Petersson, P. Alster, T. Lundeberg y K. Uvnäs-Moberg, «Oxytocin increases nociceptive thresholds in a long-term perspective in female and male rats», *Neuroscience letters*, 212 (2), 1996, pp. 87-90, <https://doi.org/10.1016/0304-3940(96)12773-7>.

30. K. Uvnäs-Moberg, «Physiological and endocrine effects of social contact», *Annals of the New York Academy of Sciences*, 807, 1997, pp. 146-163, <https://doi.org/10.1111/j.1749-6632.1997.tb51917.x>.

echar una siesta, risas entre amigas, cantar una canción, bailar libremente, hacer ejercicio físico o las relaciones sexuales placenteras, con pareja o sin ella. A continuación, vamos a explorar distintas maneras de fomentar la oxitocina, aunque, ante todo, es una cuestión personal. Hay prácticas que por lo general estimulan la producción de oxitocina, pero no todas las personas responden del mismo modo: lo que para ti es placentero y te hace sentir bien, tal vez a mí no me guste. Escú-chate y, como siempre, piensa en cómo puedes aplicar a tu vida lo que veremos a continuación.

EL TACTO

Caricias, masajes, piel con piel, abrazos y mucho amor a través del tacto aumentan los niveles de oxitocina.[31] Pide a tus seres queridos que te acaricien el pelo, que te hagan un masaje en los pies o en la espalda.

20 - EJERCICIO PRÁCTICO: *Conectando con las caricias*

En pareja, explora las caricias que más te gustan. Uno de mis ejercicios preferidos, que utilizo en mis cursos de preparación al parto para facilitar la segregación de endorfinas y oxitocina, consiste en acariciar con la parte delantera de las manos la espalda de la madre. Empezando por el coxis, en la parte inferior de la columna, y subiendo hacia arriba con ambas manos hasta llegar a la parte superior de la espalda. Ahí abrimos hacia ambos lados y bajamos dibujando la forma de un corazón.

Paso 1 - Coloca ambas manos en la parte inferior de la columna vertebral, justo donde acaba la columna y empieza la pelvis.

Paso 2 - Desliza ambas manos por la columna hasta llegar a la parte superior.

Paso 3 - Continúa el movimiento como si dibujases un corazón que se abre en la parte superior sobre la espalda de la madre y vuelve a la base en el coxis.

Paso 4 - Repite el masaje lentamente durante unos minutos.

Para que sea aún más efectivo, puedes poner alguna música que te guste, encender una vela, utilizar un aceite esencial relajante. En definitiva, todo lo que te ayude a crear un ambiente amoroso y tranquilo.

---

31. K. Uvnäs Moberg, «Oxytocin may mediate the benefits of positive social interaction and emotions», *Psychoneuroendocrinology*, 23 (8),1998, pp. 819-835, <https://doi.org/10.1016/s0306-4530(98)00056-0>.

LA COMIDA

La comida también incrementa los niveles de oxitocina y la satisfacción. Kerstin Uvnäs Moberg, la investigadora sueca que ha publicado varios libros y cientos de investigaciones sobre la oxitocina, explica que, de un modo similar a las caricias en la piel, comer algo que nos guste produce una especie de masaje interno. Cuando la comida se mueve por el aparato digestivo, estimula el nervio vago, que a su vez incrementa los niveles de oxitocina. De hecho, en el tracto gastrointestinal se producen grandes cantidades de oxitocina.[32] Esto explica por qué en la inmensa mayoría de las culturas resulta tan habitual la presencia de comida en rituales y ceremonias. Con el estómago lleno conectamos mejor y de una manera más profunda.

EL CALOR

El calor es otro factor oxitocínico. Tumbarte en el sofá con una taza calentita de tu bebida preferida y una manta invita a la relajación. También un baño caliente. Sentarte frente al fuego. El calor nos ayuda a relajarnos. Quizá esto tenga que ver con que en los lugares con climas más cálidos suelen darse caracteres más abiertos y sociables. El frío nos impide relajarnos. Piénsalo: cuando te vas a dormir y tienes los pies fríos, te resulta muy difícil relajarte. Asegúrate de que tu entorno es cálido, y rodéate del calor de los tuyos.

EL MOVIMIENTO

Otro factor que favorece la producción de oxitocina es el ejercicio físico.[33] El movimiento. La danza. Si logras alcanzar un equilibrio entre descansar y mantenerte activa, estarás favoreciendo la producción de oxitocina. Escúchate para entender qué necesita tu cuerpo, y así poder conectar con la oxitocina. Haz lo que te guste, lo que te haga vibrar y sentirte bien. Al hacerlo, la oxitocina fluirá por tu cuerpo, lo que facilitará todos los cambios y ajustes que tienen lugar durante el postparto.

Cambios en quienes te rodean

Por último, este cambio de identidad, esta reestructuración también se da, aunque de forma distinta, en el padre o madre no gestante, así como en hermanas o hermanos, si los hay. Los niños se reencuentran en ese nuevo rol de hermanos mayores. Al igual que nos sucede a nosotras, han de pasar por un aprendizaje, y pueden tener sentimientos encontrados. Es posible que se sien-

---

32. K. Uvnäs Moberg, *Oxytocin: The Biological Guide...*, *op. cit.*
33. K. Uvnäs Moberg, *The Oxytocin Factor: Tapping...*, *op. cit.*

tan felices y desplazados al mismo tiempo, o carentes de atención. Tal vez no quieran al bebé inmediatamente, y lo expresen sin tapujos. Es importante escuchar y validar cómo se sienten, pero sin juzgarlos. Los niños no tienen filtro. Puede que su forma de expresarlo sea física o que afecte a su comportamiento, ya sea demandando más atención, aumentando su agresividad o experimentando una regresión en el control de esfínteres.

Reconocer a la madre que somos

Dentro de tu nueva identidad tendrás ideales, aspiraciones y modelos de maternar que encajen más con tu sentir. En la práctica, puede que el mejor modelo o el que te aporte más paz no sea el que creías. Rectificar es de sabias, como también lo es escuchar aquello que sentimos. Este es un aprendizaje constante, que va mucho más allá del postparto.

Resumen del capítulo

- Con el nacimiento de tu bebé, nace también una nueva identidad como madre.

- Cambia tu cuerpo, tu alma, tus prioridades e intereses.

- Se reestructura tu cerebro y te invade la oxitocina.

- La maternidad te da muchas cosas, pero también marca el fin de otras.

- Por eso mismo implica un duelo, una transición, una transformación profunda.

- Date permiso para honrar todo lo que sientas. Todo ello es válido.

- La naturaleza facilita esa transición creando cambios en tu cerebro y aumentando tus niveles de oxitocina, la hormona del amor.

- Potencia la oxitocina para vivir un postparto más positivo y saludable.

- Acepta a la madre que eres y lo que te trae paz sin caer en la autoexigencia.

PÍLDORAS DE REFLEXIÓN

¿Qué es importante para ti?

....
....
....
....
....

¿Qué te conecta con quien eres?

....
....
....
....
....

¿Qué te ayuda a reconocerte en tu nuevo rol de madre?

....
....
....
....
....

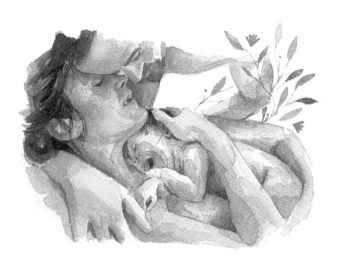

TU PLAN DE POSTPARTO

Bienvenida a la segunda parte del libro. El objetivo de los próximos capítulos es que elabores un plan de postparto. Así como el plan de parto te permite pensar detenidamente y comunicar lo que quieres y no quieres en tu parto, el plan de postparto te ayuda a planificar todo lo que viene después. Es una manera de anticipar y planificar el apoyo que necesitarás para vivir tu postparto en positivo. El objetivo siempre es acercarnos a una experiencia lo más saludable, placentera y positiva posible.

Cubriremos desde lo más esencial hasta las cuestiones logísticas, priorizando siempre la flexibilidad y escucha de tus necesidades. Conforme avancemos, encontrarás secciones que forman parte del plan de postparto, y cuando termines esta segunda parte encontrarás el plan de postparto completo. También puedes descargarlo en <http://partopositivo.org/postparto-positivo/> o escaneando el siguiente código QR:

Planifica y anticípate a potenciales retos para vivir un postparto más pleno y positivo. Este es un documento para ti y para las personas que te acompañan en tu maternidad. Es flexible, y su objetivo es facilitar una experiencia lo más saludable, placentera y positiva posible. Rellénalo conectando con tu sentir y con aquello que te trae calma.

8

CUIDAR(ME): REDEFINIENDO EL AUTOCUIDADO

Mi amiga Jade fue madre soltera a los diecisiete años, en Londres. Al ser menor de edad y no contar con apoyo de su entorno, le asignaron una trabajadora social. En su primer encuentro, la trabajadora social puso unas tarjetas sobre la mesa, con una tarea escrita en cada una: alimentar a tu bebé, cuidarte, bañar a tu bebé, cambiar pañales, dormir a tu bebé, tu propio tiempo, descansar, etc. Le pidió que las ordenase en función de la prioridad del contenido de cada tarjeta. Sin dudarlo, Jade puso delante todo lo relativo al bebé. Al final, en último lugar, se encontraban las cartas relativas a sus necesidades. La trabajadora le explicó a Jade que esas cartas casi siempre debían ir al principio, porque, para cuidar, primero necesitaba cuidarse a ella misma. Llevado al extremo, sería algo similar a cuando anuncian las medidas de seguridad en los aviones y dejan claro que ante una emergencia debemos colocarnos la mascarilla de oxígeno antes de colocársela a nuestros hijos.

El autocuidado no es egoísta; es necesario. Por eso, el plan de postparto empieza con este punto tan importante y a menudo infravalorado. Como madres, tendemos a poner en un último lugar aquello que nos ayudaría a crear momentos de calma y a sentirnos mejor. Incluso cuando tenemos un momento, nos lleva más esfuerzo parar, preguntarnos qué necesitamos y cómo podemos dárnoslo que caer en el hábito de mirar el móvil, mandar ese email o tachar algo de la lista de cosas que hacer. Cuando un hábito está instaurado, lo más fácil es continuar con ese hábito, independientemente de que sea negativo o perjudicial, o de que no sea lo que realmente necesitamos.

Vivir en reserva

¿Alguna vez te has arriesgado a quedarte sin gasolina? Vas conduciendo, se enciende la luz roja de reserva del coche. Te informa de los kilómetros que te quedan. Cuando se enciende por primera vez, aún queda lo que te parece una eternidad para que se acabe el depósito. No le prestas atención. Pasa el tiempo y los kilómetros, la visita a la gasolinera empieza a ser urgente. Y entonces, cuando quedan pocos kilómetros, por fin llenas el depósito.

¿Alguna vez has hecho lo mismo contigo misma? Ignorar tus necesidades y señales hasta llegar al límite. Cuando reconocemos que vivimos con el piloto de la reserva encendido, tenemos dos opciones: reconocer nuestras propias necesidades o adentrarnos en terreno pantanoso. Si necesitas repostar, haz un alto, reposta, cubre tus necesidades, o acabarás desbordada y agotada.

Piensa en tu coche. Si no lo repasas, cuidas las ruedas, mantienes los niveles de aceite y pasas revisiones, probablemente funcionará bien durante un tiempo. Después, se empezarán a encender las luces de alerta para llamar tu atención. Ignora esas señales y pronto algo dejará de funcionar. Continúa como si nada, y llegará un momento en que el coche ya no pueda cumplir su función y llevarte a donde querías ir.

Nunca me he quedado sin nada de gasolina en el coche, pero mi cuerpo sí ha dicho basta, como haría un coche sin combustible. En mis primeros años trabajando en el mundo corporativo, cuando estaba muy centrada en mi carrera profesional, me pasé una larga temporada prácticamente sin dormir, con muchos viajes internacionales y exigiéndome la perfección en todos mis proyectos. Los fines de semana los consagraba por completo a llevar una intensa vida social y a los viajes de ocio. Un viernes salí a tomar algo con unos amigos. Sufrí un ataque que a simple vista parecía epilepsia. Me mareé, perdí el conocimiento y tuve convulsiones durante unos minutos. Perdí el control de la vejiga y el recto. Acabé ingresada en un hospital de Londres.

Desperté confundida. Sabía quién era, mi fecha de nacimiento y mi edad; pero cuando me preguntaban no encontraba las palabras para responder. Durante todo el fin de semana no pude pensar con claridad. Sentía sabores y olores extraños. Tuve que poner una alarma en el móvil para recordar que debía beber agua o comer. Yo sabía perfectamente que aquello no era epilepsia, era mi cuerpo diciéndome «¡No puedo más!». Ese lunes, lejos de coger la baja hasta recuperarme, como me habían indicado, volví al trabajo, y mi máxima preocupación era que no recordaba la contraseña de mi ordenador. A pesar de las señales de alarma, fui incapaz de parar. Han pasado once años desde entonces, pero justo en ese momento empezó mi búsqueda de la reconexión y el autocuidado. Ese mismo lunes también tuve mi primera sesión de terapia, y aunque la abandoné muy rápido, la búsqueda ya había empezado.

Podemos reconocer la necesidad de cuidar de objetos como nuestro ordenador o nuestro coche. Podemos reconocer las necesidades de quienes nos rodean, y muy especialmente las de nuestra criatura. Y yo me pregunto: ¿por qué ese reconocimiento se vuelve insignificante cuando están en juego nuestras propias necesidades?

Cuidarme es mi prioridad.

¿Qué es el autocuidado?

La palabra «autocuidado» está de moda. Se utiliza tan a menudo que me preocupa que su esencia se desdibuje. Muchas veces se presenta como un momento de indulgencia: date un baño, practica yoga o que te den un masaje. Aunque estoy totalmente de acuerdo con que debemos cuidarnos haciendo cosas que nos gusten, o incluso que nos resulten especiales, el autocuidado va mucho más allá. Se trata de estar en conexión con nuestras necesidades y preservar nuestra salud. Más allá de largos paseos, un día de spa o una sesión de masaje, que está muy bien. El autocuidado empieza por cubrir nuestras necesidades más básicas y saber qué es aquello que nos llena para buscarle un espacio en nuestro día a día.

¿Alguna vez has estado haciendo algo en casa y has necesitado desesperadamente ir a orinar, pero has querido terminar lo que estabas haciendo antes de ir al baño? ¿Te has pasado toda la mañana sin beber agua porque estabas ocupada? ¿Has comido mal por falta de tiempo? Si la respuesta es sí, empieza por cubrir esas necesidades más básicas. Te pasas el día cubriendo las necesidades de tu bebé porque tu bebé lo vale. ¿Acaso tú no?

Esta redefinición de lo que implica cuidarnos adquiere especial importancia en el caso de la maternidad. Si entendemos como autocuidado hacer algo especial, o estar en un entorno perfecto, difícilmente podremos darle cabida en nuestro día a día. Nos iremos de un extremo al otro. O todo, o nada.

A lo largo de mi vida, el autocuidado ha sido más bien escaso. Pero con el tiempo he ido aprendiendo poco a poco o, mejor dicho, he ido desaprendiendo. He de confesar que el autocuidado aún no es algo instintivo en mí. Sin embargo, es algo a lo que presto especial atención, porque cuando mi vida se acelera es lo primero que tiendo a dejar de lado, aunque debería ser al revés. Cuando la vida aprieta y la presión aumenta, es cuando más tenemos que esforzarnos en recargar las baterías, no al contrario. Y sin duda el postparto y la maternidad son momentos especialmente propicios para hacerlo. No se nos ocurriría irnos de viaje con el depósito de gasolina del coche vacío y sin parar a repostar. De alguna manera, nuestro cuerpo funciona igual. No solo hay que evitar que el depósito se vacíe, sino mantenerlo prácticamente lleno en todo momento.

Antes de que llegue a quedarse seco por completo, se encenderá la luz roja del piloto. Nos irá avisando de que estamos consumiendo la reserva. Emitirá un pitido. Nos indicará que debemos detenernos para repostar. Del mismo modo, nuestro cuerpo nos envía señales de alerta. Saber reconocer esas señales nos ayuda a conectar con lo que realmente necesitamos. No hay normas; cada una somos un mundo. En mi caso, los detonantes son irritabilidad, rabia, excesiva sensibilidad y resentimiento. Es esa sensación de que si ese día a alguien se le ocurre pedirme una sola cosa más, salgo corriendo.

El autocuidado no es egoísta. No es negociable. No es un lujo; es una necesidad. Y aunque a menudo se percibe como un acto de egoísmo, en realidad es todo lo contrario. Hazlo por ti, pero sabiendo que también beneficia a quienes te rodean y te quieren. Ahora, cuando salgo a correr sola, me echo una siesta o me doy un baño sin prisas, siento que estoy haciendo algo por mí y por mi familia. Es un gran avance para alguien que hace unos años trabajó hasta el mismo día en que dio a luz, y que era incapaz de descansar en el sofá o dormir una siesta, aunque lo necesitara de verdad.

Todo viaje empieza por dar un primer paso

Estés donde estés, da ese primer paso. Empieza por donde quieras, pero empieza. Está muy bien lo de cuidarnos, pero para dar respuesta a nuestras necesidades primero tenemos que saber cuáles son. Yo empecé hace muchos años yendo al baño cuando lo necesitaba, sin esperar, estando en contacto con mi cuerpo y con sus necesidades. Después pasé a beber más agua mientras estaba en el trabajo. Pero, sin lugar a dudas, lo que me ha llevado más tiempo y trabajo personal ha sido reconectar con mis sensaciones de hambre y saciedad, y satisfacerlas en consecuencia. Reconectar con lo que necesitamos a menudo es lo más difícil. Empieza con algo pequeño, pero empieza.

¿Qué necesito? Ya no estoy segura de lo que quiero. Me cuesta saber cuáles son mis necesidades.

Lara,
madre de dos hijos

Fíjate en lo atenta que estás a las necesidades de tu bebé. Compruebas que su pañal esté limpio. Observas sus señales para atender inmediatamente a su demanda. Muchas veces incluso te anticipas a lo que te pedirá —comida, por ejemplo—, y lo alimentas antes de que se haya dado cuenta de que tiene hambre. Por nuestra condición de madres, a menudo estamos tan inmersas en satisfacer las necesidades de los demás que empezamos a desconectar de esa voz interior que nos dice «quiero ir al baño», «tengo hambre», «necesito dormir» o «tengo sed».

Empieza a conectar con tus necesidades. Del mismo modo que lo haces con las de tus hijos. Párate a pensar en lo que necesitas. No importa si al principio no hallas una respuesta; hacerte la pregunta ya es un primer paso. Quizá tienes sed, hambre, necesitas moverte o descansar. Obviamente, no podemos dormir una siesta de dos horas cuando nos apetezca (o quizá tú si puedes; si es así, ¡adelante!). Sea como sea, dedica un momento para prestarle atención a tu cansancio y pensar cómo puedes cubrir esa necesidad. Reconocer que estás cansada quizá te ayude a atar cabos, y te permita comprender por qué ese día estabas más triste, enfadada o irritable, y así es muy posible que encuentres la manera de descansar más. Tal vez yéndote a dormir más temprano o delegando el cuidado de tu bebé para poder descansar un rato.

Vuelve a reconectar con tu cuerpo, a leer sus señales, su lenguaje. Pregúntate qué es lo que necesitas. Aunque no puedas satisfacer tu necesidad por completo. Quizá te convienen unas vacaciones que no vas a poder tener en los próximos años. Indaga en el porqué de tus necesidades: «¿Qué espero de unas vacaciones?, ¿disfrutar de un espacio propio?, ¿tiempo para relajarme?, ¿un cambio de aires?». Y, acto seguido, plantéate cómo podrías satisfacer esa necesidad en concreto. Podrías planear un día fuera con los amigos y con tu bebé. O tal vez necesitas salir a cenar con tus amigas, pero no te sientes preparada para separarte de tu bebé. ¿Qué tal si cambias esa cena por un desayuno o un almuerzo? ¿O si disfrutas de una larga llamada telefónica mientras das un paseo con el carrito o el portabebés? No es lo mismo, por supuesto, pero es algo.

Independientemente de si tu necesidad, puede cubrirse o no, búscale un hueco, porque seguro que es una necesidad importante para ti. Quizá te gustaría tener a alguien a tu lado que ya no está. Quizá anhelas la facilidad de tu vida anterior. A veces la maternidad va acompañada de una sensación de pérdida, duelo, tristeza o frustración. Está bien que sea así. Estos sentimientos pasarán. Nunca permanecen en estado de máxima intensidad. Van y vienen.

21 - EJERCICIO PRÁCTICO: *Mi reloj de autocuidado*

Haz una lista de todo aquello que te haga sentir bien. A continuación, piensa en lo que podrías hacer en uno, cinco, diez, veinte y treinta minutos, y escríbelo en tu reloj de autocuidado.

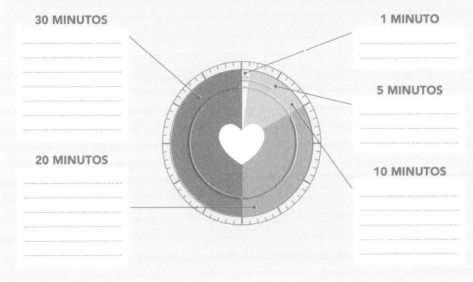

30 MINUTOS

1 MINUTO

5 MINUTOS

20 MINUTOS

10 MINUTOS

Crear tiempo para ti:

Una vez que lo tengas, asigna el tiempo correspondiente para llevar a cabo cada cosa. Si no lo planeas, tu vida estará a merced de las circunstancias y de tus hábitos, que no siempre son beneficiosos. Cuando tengas confeccionada la lista de las cosas que te llenan, asígnate parcelas de tiempo para ti, pero procura ser realista. Haz al menos una cosa de la lista cada día. Pueden ser cuatro respiraciones en un minuto, o bailar cinco minutos. Explora qué es lo que te quita más tiempo y que podrías delegar para crear esos espacios propios. A veces hay hábitos que pueden ser eliminados directamente. Sé consciente del tiempo que pasas pegada al móvil, ojeando redes sociales o respondiendo mensajes. Plantéate las ventajas de ocupar todo ese tiempo con otra actividad.

Crea tu espacio de calma:

Crea un espacio en tu casa que sientas como tu lugar de calma. Encuentra ese rincón especial. ¿Qué puedes hacer para convertirlo en tu espacio? Cuando estés en tu lugar de calma, explóralo con todos los sentidos. Puedes tener a mano afirmaciones positivas, aceites esenciales, o colgar fotos que te hagan sentir bien.

Resumen del capítulo

- Cuidarte es una parte central de tu vida. No es un lujo. Es una necesidad básica.

- Empieza a reconectar con tus necesidades y a crear espacio para aquello que te hace sentir bien.

- El postparto es una etapa que exige mucho de nosotras, y requiere que nos cuidemos más si cabe.

PÍLDORAS DE REFLEXIÓN

¿Qué me nutre en mi día a día? ¿Con qué disfruto más?

....
....
....
....
....

¿Qué actividad de la que puedo prescindir me quita más tiempo? ¿Podría dejar de realizarla o minimizarla?

....
....
....
....
....

¿Cómo puedo crear más espacio para mi autocuidado?

....
....
....
....
....

9
LA IMPORTANCIA DEL DESCANSO Y EL SUEÑO

En muchas culturas se tiene muy en cuenta el descanso y la necesidad de hacer una pausa para favorecer la recuperación, especialmente en el postparto inmediato. Desde el punto de vista físico, nuestro cuerpo está reajustándose y dando sustento a una nueva vida. Desde el punto de vista emocional, tal como vimos en la primera parte del libro, es un periodo de gran transformación, lleno de cambios, picos de oxitocina y una montaña rusa de emociones. Estas circunstancias hacen que el descanso resulte esencial.

El postparto, lejos de ser un tiempo agotador, puede ser una parada en el camino. Lo agotador es no detenerse, ir en contra del ritmo lento que nos reclaman nuestro cuerpo y nuestro bebé. Está claro que el sistema no propicia el descanso: bajas maternales cortas, ausencia de una comunidad que cuide de la madre, y una gran presión por volver al yo anterior lo más pronto posible. A pesar de todo ello, es importante que hagas de tu descanso una prioridad. Busca tu propio modo de lograrlo dentro de tus posibilidades, centrándote en lo que sí puedes controlar.

Existen numerosas culturas en las que las madres pasan las primeras semanas descansando y conociendo a sus bebés mientras sus familiares cuidan de ellas. Ni labores del hogar, ni cuidar de los otros hijos. En Japón, las madres se mudan durante veintiún días a casa de sus padres tras el nacimiento, y en China pasan un tiempo en cama sin salir de casa. Es el llamado *zuo yue zi*, el mes de descanso. No se permiten visitas. Es un mes de recuperación, descanso y vinculación entre el bebé y la madre. Durante ese tiempo, madre y bebé se nutren de alimentos, amor y descanso. Este no solo permite que la madre y la criatura se recuperen, también contribuye a que la madre se sienta apoyada y sostenida por quienes la rodean. Que no se sienta sola en la tarea de maternar. En países de habla hispana se hace referencia a la cuarentena. En Brasil se habla del doble cuidado, en referencia a la importancia de cuidar de la madre y del bebé. La madre cubre todas las necesidades el bebé y por lo tanto lo prioritario es cuidar de la madre.

Eso no significa que tengamos que encerrarnos en casa con nuestro bebé. La esencia de todas estas tradiciones es cuidar de la madre, y el descanso es el núcleo de ese cuidado. Cada madre debe hacer aquello que la haga sentirse cuidada y que le aporte paz. Para algunas madres eso se traducirá en estar en casa con su bebé, delegando todo lo demás. Para otras, salir a dar paseos por la naturaleza o tomar algo en una cafetería con las amigas. Naturalmente, aquello que nos nutre será diferente para todas y cada una de nosotras.

La sabiduría tradicional también apoya el descanso de las madres protegiéndolas de las tareas del hogar, del trabajo remunerado e incluso de otras obligaciones de carácter religioso, como el ayuno o atender los lugares de culto. La expectativa es el descanso. Tu único trabajo es enamorarte de tu bebé y aprender a cuidarlo. Todo lo que reste energía en detrimento de esas dos tareas, tradicionalmente sería delegado a la comunidad. Hemos perdido esa cultura del cuidado. Por eso, si puedes, encuentra tu manera de delegar todo lo que pueda ser delegable.

No conozco a nadie que se haya arrepentido de tener demasiado apoyo. Por el contrario, me encuentro con demasiadas madres desbordadas, que no pueden disfrutar del descanso que necesitan. Otras, en cambio, sienten invadida su intimidad por la cantidad de visitas que reciben, o por la presencia de personas que no les transmiten paz. Poner límites y comunicar lo que necesitas de manera clara y específica es clave para obtener el apoyo que realmente necesitas. Y elaborar un plan de postparto te ayudará a definir con claridad lo que quieres y a ser consciente de tus límites. Eso no quiere decir que el plan que traces sea inamovible. Todo puede y debe cambiar sobre la marcha si así lo sientes. Sea como sea, haber pensado de antemano en cómo tu entorno puede cuidarte te ayudará enormemente.

Tu descanso importa

El descanso es una parte fundamental de nuestra salud. Este aumenta nuestra productividad y mejora nuestra salud física y mental. La falta de sueño puede afectar negativamente a nuestro estado de ánimo, a la ansiedad, al peso, a la memoria y a las capacidades cognitivas. Nos hace más vulnerables a enfermedades mentales y físicas. En mi formación en psicología perinatal aprendí que a menudo el primer recurso ante trastornos de salud mental es una buena cura de sueño, y que a veces eso es todo lo que las madres necesitan. Dormir. Durante el sueño el cerebro se reequilibra, libera toxinas y células dañadas, y reajusta los sentidos. Algunas hormonas de crecimiento solo se producen cuando dormimos, y durante el sueño nuestro hígado desintoxica el cuerpo. Durante el sueño profundo se activa la reparación de cuerpo y mente, y cuanto más profundo es el sueño, más reparador. Si tenemos muchos despertares, la calidad del sueño y de su función reparadora se verá afectada inevitablemente.

Tener un bebé te hace apreciar aún más la importancia del descanso. Conforme tu rutina de sueño se reajusta a tu nueva realidad, no hay madre que se libre del cansancio. No solo es la falta de sueño lo que te hace estar más cansada. Tu cuerpo está sanando, reajustándose, cambiando, al servicio de un nuevo ser, y tu mente está creando nuevas conexiones que favorecen la conducta materna: empatía, conexión, protección e instinto. Puede que ya en el embarazo te hayan advertido sobre esto: duerme ahora, que luego no podrás; olvídate de dormir, y un largo etcétera. Como es lo que esperamos, y el agotamiento es común en las madres y los padres, no hacemos nada al respecto. Claro que puedes dormir y descansar, pero tu rutina de sueño será distinta, y te resultará muy difícil adaptarte si no pones en práctica cambios que faciliten ese descanso. La falta de sueño es el denominador común en los inicios de la maternidad y, en menor medida, de la paternidad, pero poco a poco irás reajustando tu descanso a tu nueva vida.

Durante el postparto, nuestro descanso no solo cambia por la presencia del bebé, sino también por la combinación hormonal que nos acompaña. Como vimos en capítulos anteriores, producimos altos niveles de oxitocina. Un estudio reciente demostró que esta hormona contribuye a que conciliemos el sueño más deprisa y a prolongar el sueño en fase REM,[34] es decir, la fase durante la cual el sueño es más ligero. Desde el punto de vista biológico, tiene sentido que estemos programadas para dormir de manera más eficiente pero menos profunda ahora que cuidamos de nuestro bebé. Por lo tanto, si bien la oxitocina suele promover el sueño, asimismo puede favorecer un cierto nivel de alerta.

Eso explicaría por qué muchas sentimos que dormimos con un ojo abierto.

¿Sabías que un bebé recién nacido duerme alrededor de dieciséis horas de media? A los seis meses duermen unas trece horas diarias. ¿Cómo es posible que las madres siempre acusemos tal cansancio si los bebés duermen tantas horas? Por un lado, la calidad del sueño disminuye a causa de los despertares. Por otro lado, el dicho de «duerme cuando el bebé duerma» no es tan fácil de llevar a la práctica. Está claro que con la llegada de un bebé los ritmos cambian. Quizá la reflexión podría estar en si nos permitimos parar, si comprendemos que hay que bajar el ritmo, si podemos permitirnos económicamente esa pausa y si nuestro entorno puede apoyarnos en que así sea.

Planifica tu descanso

Imagina este escenario: si tuvieses que estar tres semanas sin hacer otra cosa que descansar, ¿qué tendría que suceder para que tu casa, tu familia, tus cuidados siguiesen en orden? Piénsalo. En serio, piénsalo de verdad. Haz una lista lo más detallada posible de todas las tareas, desde cocinar o hacer la compra hasta sacar al perro, pasando por poner las lavadoras y regar las plantas. Una vez que la tengas, ¿qué puedes delegar?, ¿en quién?, ¿cómo puedes contribuir a que todo cuanto

34. R. I. Braga, A. Panaitescu, S. Bădescu, A. M. Zăgrean y Leon Zăgrean, «Intranasal administration of oxytocin alters sleep architecture», *Biological Rhythm Research*, 45 (1), 2014, pp. 69-75, <doi: 10.1080/09291016.2013.797641>.

tengas que hacer sea estar con tu bebé? Si lo logras, entonces ya estarás haciendo lo que de verdad te corresponde. Solemos tener una larga lista de cosas que hacer durante esos momentos en los que nuestro bebé duerme. Y, a menudo, todo cuanto necesitamos para cargar las pilas es una cura de sueño. Por eso es tan importante que priorices tu descanso, delegando todo lo que puedas.

Encuentra tu equilibrio

Escucha el ritmo de tu cuerpo y el de tu bebé, juntos encontraréis vuestro equilibrio. Para llegar a ese punto de equilibrio tus horas de sueño y tus rutinas necesitan un reajuste. Estáis aprendiendo qué es lo que funciona y lo

que no, y, como sucede con todo aprendizaje, requiere un periodo de pruebas. De entrada, vuestros ritmos son distintos. Hasta ahora has estado en ritmo circadiano, despierta durante el día y dormida durante la noche. Pero en lo sucesivo ese ritmo cambia, se adapta al ritmo del bebé. Por su parte, el bebé irá adaptándose a tu ritmo poco a poco. Probablemente os encontréis en un punto intermedio. Vuestro equilibrio. Es normal que los bebés no duerman toda la noche seguida, y aunque todas hemos oído decir que algunos lo hacen, no es lo más habitual. El sueño es madurativo, de modo que los despertares nocturnos continuarán. Cada bebé es un mundo y tiene sus tiempos. De hecho, el sueño no es lineal, y puede que haya periodos en los que duerma mejor y otros en los que haya una

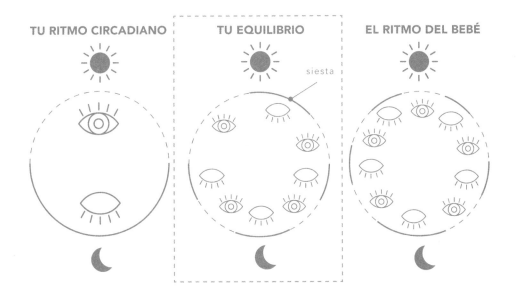

TU RITMO CIRCADIANO   TU EQUILIBRIO   EL RITMO DEL BEBÉ

siesta

recesión del sueño. Estas recesiones suelen coincidir con momentos de gran desarrollo. Conforme tu bebé crece, los cambios en su cuerpo y su cerebro pueden crearles incomodidad y provocarles un mayor apetito, para poder lidiar con toda la energía que requiere su crecimiento y desarrollo.

Al principio, con mi primer hijo, lo más duro para mí fue la falta de sueño. Durante las horas de teta nocturna veía series de Netflix y acababa desvelándome por completo. Había días que a las cuatro de la mañana ya no podía dormir. A lo largo del día estaba agotada, pero tampoco hacía lo de «duerme cuando el bebé duerma», siempre priorizaba otras cosas que estaban por hacer. Hasta que toqué fondo y empecé a dormir media hora de siesta una vez al día. Es increíble la diferencia que supuso hacer esto. También empecé a irme a dormir con mi hijo a las nueve. Los primeros meses se despertaba cada tres horas, pero desde las nueve hasta la una de la madrugada solía dormir seguido, y esas cuatro horas eran suficientes; me despertaba como si hubiese dormido doce horas. Menuda diferencia. Con mi segundo hijo todo fue más rodado, colechamos desde el principio y pude descansar mucho mejor.

ELENA,
madre de dos niños

Acepto los cambios que la maternidad trae a mi vida y creo el equilibrio que necesito.

En esa búsqueda del equilibrio habrá momentos de frustración y de cansancio. Pero no olvides que la aceptación y la autocompasión son tus aliadas. Habrá días difíciles, que no tienen por qué convertirse en sufrimiento. La narrativa del «estoy tan cansada...», «no puedo más», «esto es lo peor, no puedo vivir así» es agotadora ya de por sí. Tomar conciencia de tu diálogo interno y ser compasiva con tu experiencia puede ayudarte a vivirla mejor. Busca un espacio para ese cansancio sin instalarte en la queja. Pregúntate: «¿Qué necesito?», «¿qué puedo hacer para permitirme descansar durante el día?». Quizá no sea realista dormir una siesta, pero sí puedes reducir el número de cosas que quieres hacer. Cambia la narrativa de compadecerte de lo cansada que estás por algo que reoriente tu perspectiva.

El equilibrio del descanso significará cosas distintas para cada familia. No te compares. Existe mucha polaridad entre las corrientes del sueño, entre quienes priorizan las necesidades y ritmos del bebé y quienes se centran en las necesidades de los adultos. Tu bebé no tiene ningún problema porque se despierte durante la noche; de hecho, es lo más habitual. Tú no tienes ningún problema de aguante por buscar soluciones para descansar mejor. El colecho, la exposición a la luz natural durante el día, la aplicación de una rutina y la ausencia de estímulos en las últimas horas de la tarde pueden contribuir a que tu bebé se vaya sincronizando con el ritmo circadiano. El colecho —dormir en la misma cama— facilita tu descanso, sobre todo si das el pecho.

Sabemos que dejarlos llorar no es la solución; no hacían falta todas esas evidencias científicas para confirmar algo que las madres ya sentimos: la necesidad de atender a nuestros bebés cuando lloran. Eso no quita que no podamos enseñarles a dormir respetando ciertos horarios. Algunas familias hacen turnos. Otras se ocupan de la noche en días alternos. Busca lo que funcione para ti. Lo respetuoso es reconocer aquello que nos aporta calma como madres. Naturalmente, todas elegimos lo mejor para nuestros hijos, que también es lo mejor para nosotras.

Tu rutina de sueño

Hablamos mucho de qué hacer para que nuestro bebé duerma mejor, pero ¿qué pasa con tu rutina de sueño? También debes prestar especial atención a lo que haces antes de acostarte. No realizar ninguna actividad sobreestimulante durante el tiempo previo a la hora de ir a dormir, acostarse y levantarse siempre más o menos a la misma hora, y un baño calentito o una infusión pueden ayudarte a conciliar el sueño más deprisa y a que este sea de mayor calidad. Limita la exposición a las pantallas de ordenador, televisión o teléfonos móviles. La luz que emiten estos dispositivos estimula la actividad cerebral. Básicamente, le dice a nuestro cerebro que debe mantenerse despierto, justo lo contrario de lo que queremos.

Evita la actividad física que aumente tu frecuencia cardiaca —¡las relaciones sexuales, con pareja o sin ella, no cuentan!—. Evita la cafeína y el alcohol.[35] Todas las mañanas exponte a la luz natural al menos quince minutos durante las primeras horas del día. Esto último también puede contribuir a que tu bebé se sincronice con el ritmo circadiano. La oscuridad de la noche nos ayuda a producir melatonina, la hormona que facilita el sueño.

Reforzando tus anclajes del sueño

Una de las herramientas que más utilizamos en hipnosis son los anclajes sensoriales. Es decir, algo que ves, hueles, escuchas, saboreas o sientes, y que ya tienes asociado a algo en concreto, en este caso a dormir. Como ya vimos anteriormente, si seguimos una rutina podremos crear nuevos anclajes; pero, antes, ¿por qué no te paras a observar lo que ya llevas haciendo durante años a lo largo de tu vida? Piensa en qué haces antes de irte a dormir. ¿Puedes irte a dormir sin lavarte los dientes o la cara?, ¿duermes con pijama?, ¿necesitas cerrar las cortinas y bajar las persianas?, ¿cierras la puerta de la habitación?, ¿lees antes de ir a dormir? Cierra los ojos unos ins-

---

35. National Heart, Lung and Blood Institute, «Your guide to healthy sleep», U.S. Department of Health and Human Services and National Heart, Lung and Blood Institute, 2011. Consultado en octubre de 2021.

tantes y piensa en cuáles son tus hábitos antes de ir a dormir. Tus anclajes, tu rutina y todas las asociaciones con el momento de irse a la cama son únicas para cada una de nosotras, y se han ido reforzando a lo largo de los años.

Anota esos anclajes y piensa si quieres añadir alguno más, como aplicarte un aceite esencial relajante o escuchar uno de los audios que acompañan este libro. Los anclajes que forman parte de tu rutina le envían a tu cuerpo la señal de que ya es hora de descansar.

LA DIFERENCIA ENTRE EL DESCANSO Y EL SUEÑO

Cuando no puedas dormir, busca un espacio para el descanso. Descansar durante el cuarto trimestre, sobre todo en las primeras semanas, es necesario para sanar. Constituye la base de la escucha de lo que necesitas y crea un ambiente de intimidad y conexión con tu cuerpo y con el del bebé. Sin exigencias. Solo estando presente.

Durante mi tercer embarazo me preocupaba mucho cómo organizarme con mis hijas, que tienen seis y tres años, cuando llegase Olivia. Mi marido es autónomo y no nos podíamos permitir que dejase de trabajar, al contrario, tenía que continuar trabajando muchas horas fuera de casa. Como preveía que iba a sentirme agotada ya desde el embarazo, repartimos las tareas de casa involucrando a las

niñas. Llegado el momento, fue increíble cómo mis hijas mayores se hicieron más responsables y autónomas. Colaboran más en la casa y me ayudan con Olivia. Sigo estando cansada, pero no más que en mis anteriores postpartos, y quizá mucho menos que en el primero. La experiencia es un plus.

MARIONA,
madre de tres niñas

La hipnosis puede ayudarte. Cuando entras en un estado de hipnosis, tu cerebro reduce su actividad, e incluso llega a emitir ondas teta. En otras palabras, las ondas cerebrales se relajan hasta el punto de manifestar una actividad similar a la que desarrolla nuestro cerebro cuando dormimos. Además de trabajar con la hipnosis, también estoy especializada en yoga —quizá conozcas el yoga nidra—. Funciona de una manera muy similar. La próxima vez que tu bebé duerma, ¿por qué no escuchas el audio *Maternar en calma*? (descargable en <http://partopositivo.org/postparto-positivo/>).

El descanso no siempre tiene que ser pasivo. ¿Qué actividades recargan tu energía? Hacer algo de ejercicio, aunque estés cansada, o un paseo al aire libre pueden contribuir a ello. Se trata de practicar actividades que ejerciten físicamente y que al mismo tiempo relajen tu mente.

Y ahora ya puedes completar tu plan de postparto con todo lo que has aprendido en este capítulo.

Plan de postparto - En busca de tu equilibrio

¿Qué voy a delegar para crear espacio para el descanso? ¿Quién puede ayudarme?	Definiendo mi rutina de sueño y anclajes	¿Qué me ayuda a descansar?
	Leer en la cama, desconectar del móvil dos horas antes o escuchar uno de los audios del libro, etc.	*Una siesta, un paseo, escuchar música, escuchar uno de los audios del libro, etc.*

Sostener el llanto

Pocas cosas agotan más que el llanto de nuestras criaturas. El llanto nos incomoda, pues asociamos el acto de llorar a la tristeza. Lo reprimimos socialmente como forma de expresión, y solo resulta aceptable en ciertos contextos. Si eres tan sensible como yo, incluso intentarás reprimir las lágrimas que se te escapan mientras ves una película, lo cual habrá sido motivo de mofa en más de una ocasión. Esto no es natural. Sucede porque estamos condicionadas a mantener el mundo emocional en la esfera de lo íntimo, a reprimir la expresión de las emociones. Lo natural es dejarnos ir a través del llanto, sin reprimirlo.

En el caso de los bebés, su llanto nos incomoda aún más porque está diseñado para ponernos en alerta y responder con rapidez. Nuestros hijos aún no son capaces de autorregularse y necesitan que los acompañemos, lo cual no quiere decir que estemos en posesión del remedio o la fórmula para lograr que cese el llanto. Este es una forma de expresión en todos los casos. Puede expresar hambre, incomodidad, cansancio, dolor, exceso de emoción y un largo etcétera. Poco a poco, conforme conozcas a tu bebé, identificarás los distintos tipos de llanto: cuando está cansado, cuando tiene hambre o cuando le duele algo. Habrá momentos en que no hallarás una respuesta, y está bien que sea así. A veces, ese llanto será su forma de liberar tensión.

Cuando los bebés lloran queremos que paren, el llanto nos incomoda, nos remueve. Es normal, se trata de una respuesta natural e instintiva. Un estudio reciente ha demostrado que cuando se tienen niveles altos de oxitocina, escuchar el llanto de nuestros bebés activa la región cerebral asociada al miedo.[36] Nuestro instinto de protección quiere asegurarse de que nuestro bebé está bien y percibe el llanto como una posible amenaza: ¿tendrá hambre?, ¿le dolerá algo?, ¿tiene gases? ¿sufrirá un cólico? Confía en tu intuición, y si sientes que tiene dolor, quizá puedas consultar con una profesional especializada en fisioterapia para bebés, en terapia craneosacral o con tu pediatra de referencia. Sin embargo, no siempre obtendrás una respuesta.

Habrá momentos en los que ese llanto sea una forma de liberar tensiones. El llanto es un mecanismo de regulación del estrés que se asocia a una disminución en los niveles de cortisol, la hormona vinculada al estrés.[37] Qui-zá tu bebé rechaza el pecho, se resiste a tu abrazo, llora desconsoladamente, y después de haberlo probado todo te desesperas, sin saber muy bien cómo consolarlo. Cuando eso suceda, respira y acompáñalo. No siempre hay una respuesta. Este capítulo no trata de enseñarte a entender a tu bebé, porque cada bebé es único, lo aprenderás a su tiempo y con la experiencia. Ten confianza.

Acompaño a mi bebé.
Inhalo calma. Exhalo tensión.

CONECTA CON TUS PROPIAS EMOCIONES

La próxima vez que tu bebé llore, presta atención a cómo te sientes. Sé consciente de lo que aflora dentro de ti: ¿estás enfadada o frustrada?, ¿te sientes segura? Limítate a percibir tus sentimientos. El llanto de tu bebé puede despertar muchas emociones en ti; de hecho, está diseñado para cumplir ese cometido. Tus emociones pueden variar dependiendo de cómo estés en ese momento. Si te sientes cansada, desbordada, nerviosa, o si, por el contrario, estás tranquila y descansada. Acompaña a tu bebé desde la aceptación. Céntrate en tenerlo entre tus brazos mientras relajas tu cuerpo. Al

36. Witteveen A.B., Stramrood C.A.I., Henrichs J., Flanagan J.C., van Pampus M.G., Olff M., «The oxytocinergic system in PTSD following traumatic childbirth: endogenous and exogenous oxytocin in the peripartum period», Arch Womens Ment Health, 2020, Jun; 23(3):317-329. doi: 10.1007/s00737-019-00994-0. Epub 2019 Aug 6. PMID: 31385103; PMCID: PMC7244459, <https://pubmed.ncbi.nlm.nih.gov/31385103/>.

37. L. S. Sharman, G. A. Dingle, A. J. J. M. Vingerhoets, E. J. Vanman, «Using crying to cope: Physiological responses to stress following tears of sadness», *Emotion*, 20 (7), octubre de 2020, pp.1279-1291, <doi: 10.1037/emo0000633. Epub 2019 Jul 8. PMID: 31282699>.

relajar tu cuerpo, le transmites calma. Puedes probar a abrazar a alguien pidiéndole que ponga en tensión todo su cuerpo. Después, repite el ejercicio con el cuerpo relajado, verás qué gran diferencia. Madre y bebé estáis fusionados. Tu bebé percibe lo que sientes, y tú también estás abierta a lo que siente tu bebé. Por eso el llanto nos inquieta, nos incomoda.

¿QUIÉN PUEDE ACOMPAÑAR A TU BEBÉ EN SU LLANTO?

A menudo, cuando el bebé llora, la respuesta del entorno es devolvérselo a la madre. Si tu bebé no necesita que le des el pecho, y cuando está de nuevo en tus brazos no se calma, otras personas pueden aprender, al igual que tú, a tranquilizarlo. La solución no siempre será darle el pecho o que esté contigo. Quizá hay momentos en los que necesitas tu espacio, cargar las pilas para poder cuidarte y seguir sosteniendo las necesidades de tu bebé. De nuevo, comunícales a los demás tus necesidades. Portear, moverse o un ligero balanceo activan el sistema nervioso parasimpático del bebé, el de la calma. Y eso lo puede hacer tu pareja, los abuelos o cualquier otra figura de apego.

Resumen del capítulo

- No te dejes seducir por el mito de la supermadre que llega a todo.

- La apariencia de mujer invencible e imparable suele ser motivo de aplauso, pero a largo plazo no resulta beneficiosa ni para tu paz interior ni para tu cordura.

- El descanso es una parte central de tu autocuidado en el postparto y en la vida misma.

- No es un lujo, es una necesidad, y es absolutamente prioritario para tu salud física y mental.

- Sostener el llanto del bebé es difícil y agotador, sobre todo cuando solo queremos que cese y no damos con la solución. No siempre tendremos la respuesta, pero lo más importante es que tu bebé se sienta acompañado en su malestar. No solo tú puedes acompañarlo, también pueden hacerlo otras figuras de apego.

- Escúchate a ti misma, y si necesitas descansar, delega en las personas que te rodean.

PÍLDORAS DE REFLEXIÓN

¿Qué relación tengo con el descanso?

....
....
....
....
....

¿Me permito descansar cuando lo necesito?

....
....
....
....
....

¿Cómo me siento mientras descanso?

....
....
....
....
....

10

¿QUIÉN OS CUIDA?
LOS CUIDADOS EN EL CENTRO

Todas nacemos necesitando que nos cuiden para poder sobrevivir. Somos seres vulnerables y dependientes. Absolutamente todas hemos necesitado ser cuidadas, y muy probablemente volvamos a necesitarlo. El cuidado es un aspecto nuclear para nuestra especie. Somos vulnerables desde que nacemos hasta que morimos. Paradójicamente, vivimos una fantasía de independencia en una sociedad en la que prima el individualismo, y tanto el cuidar como el ser cuidada son conceptos devaluados. Todo lo que implique poner las necesidades de los demás por delante de las propias se interpreta como algo que limita la realización individual de quien cuida, e incluso como una carga que esclaviza. En esta sociedad individualista, que alguien necesite ayuda se lee como un signo de debilidad. A menos que esa ayuda provenga de trabajadoras remuneradas. Entonces, precisamente por tratarse de un trabajo remunerado, ya encaja en el sistema. Y, aun así, muchas veces se percibe como un lujo innecesario.

Cuidar es la base de nuestra sociedad. Cuidar de los hijos, de los enfermos, de los ancianos; cuidar del planeta, de nuestra comunidad; cuidarnos a nosotras mismas y cuidar de las madres. Dar y recibir podría formar parte de vivir la vida con relativa armonía si no fuera porque es incompatible con las exigencias del trabajo remunerado. Además, en un contexto patriarcal, tradicionalmente los cuidados han estado —y continúan estando— a cargo de las mujeres.[38] Hemos roto con el ideal de la maternidad como destino, de la madre abnegada y entregada cuya existencia se basa en cuidar dándolo todo y poniéndose ella en último lugar. La maternidad es una elección, y la tarea de cuidar nunca debería estar reñida con cuidarnos y ser cuidadas por quienes nos rodean.

En este capítulo vamos a explorar la importancia de tener una red de apoyo durante el postparto. La mayoría de nosotras necesitaríamos más apoyo del que tenemos cuando estamos maternando. La responsabilidad de criar cada vez recae en mayor medida sobre la familia nu-

---

38. «5.3 Total personas (de 18 y más años). Actividades de cuidados y tareas del hogar. Niños que asisten a centros educativos y de cuidados. Hogares con personas dependientes». <https://www.ine.es/ss/Satellite?L=es_ES&c=INESeccion_C&cid=1259950772779&p=%5C&pagename=ProductosYServicios%2FPYSLayout&param1=PYSDetalle&param3=1259924822888>.

clear, en entornos urbanos donde cada vez se echa más en falta la cercanía del contacto humano, y lejos del resto de la familia. No hemos sido diseñadas para criar en soledad. No hemos sido diseñadas para cargar con toda la responsabilidad de la crianza. Para muchas, sin embargo, es una realidad, y tarde o temprano el estrés y el desgaste acaban aflorando.

Cuidar de las madres

La maternidad sorprende. Por un lado, está la inevitable sorpresa de traer al mundo a un nuevo ser y conocerlo poco a poco. Por otro lado, está la falta de referentes. La natalidad cae en picado, cada vez hay menos bebés. Muchas vivimos en sociedades urbanas y poco interconectadas. Esta falta de contacto real con otras madres y bebés hace que a menudo nuestros bebés sean los primeros con los que tenemos contacto en el día a día. Quizá vives lejos de tu familia. Quizá tus amigas aún no han tenido hijos. Quizá estás acostumbrada a controlar tu vida, tu rutina o tus planes.

Cuando nos convertimos en madres, no contamos automáticamente con una red de apoyo y sostén que cuide de nosotras y nos ayude con la crianza. La soledad parece ser el denominador común del postparto. Esta es, sin duda, una de las muchas contradicciones del postparto. Sentir esa soledad estando siempre con la persona que más quieres a tu lado. Por un lado, tienes más contacto físico del que has tenido nunca con nadie. Pero, por el otro, no puedes mantener una conversación propia de adultos con esa persona. También puedes sentirte infinitamente acompañada y conectada a tu bebé, pero desconectada del resto del mundo. Hasta ahora compartías con tus amistades y conocidos las aficiones, el trabajo, los gustos, el deporte, los lugares a donde ir y un largo etcétera. Esas líneas comunes facilitan la conexión con otras personas. Con la llegada del bebé tu vida cambia, ya no puedes ni quieres hablar de lo que pasó ayer en el trabajo o de la última fiesta. De hecho, puede que haya momentos en que de lo único que te apetezca hablar es de la caída del cordón umbilical de tu bebé o de si será normal esa costra láctea que ha aparecido en su cabecita.

> Fui la primera de mi grupo en tener hijos. Durante mucho tiempo me sentí muy sola, como si ya no formase parte de mi pandilla de amigas. Hablábamos todos los días, pero era como si viviésemos en dos mundos distintos. Me sentí muy sola.
>
> SORAYA,
> madre de una niña

Ahí aparece la soledad, pura y dura. Sigues, o no, en contacto con tu grupo. Ves a tu pareja cada día. Pero esa conexión emocional, esos puntos en común, ya no están. Te sientes sola, porque echas de menos tu vida anterior. Echas de menos quedar con amigas, ir al gimnasio y hasta ir al trabajo.

NO PUEDES CON TODO, NINGUNA PODEMOS

Convertirte en madre te enfrenta cara a cara con tu vulnerabilidad. Es una situación difícil, sobre todo cuando implica que posiblemente necesites ayuda de tu entorno de manera regular por primera vez en tu vida adulta. Y aún resulta más difícil cuando siempre nos hemos sentido muy independientes. O incluso, como en mi caso, cuando hemos cultivado esa independencia como la mayor de las virtudes. También se te hará más cuesta arriba si te has sentido decepcionada o abandonada por quienes debían cuidarte en el pasado. O si tu entorno no puede proporcionarte esa ayuda y acabas afrontando sola todo lo que implica maternar.

Necesitar a otras personas es lo natural y lo normal. Acabas de dar a luz a un nuevo ser que depende de ti y estás experimentando cambios drásticos, tanto física como emocionalmente. Pide ayuda. Acepta ayuda. Llevado al extremo, rechazar o evitar pedir ayuda o depender de los demás puede considerarse un síntoma de depresión postparto.

TEJIENDO TU RED DE APOYO

Te mereces ayuda. Te mereces maternar acompañada. Solo tú puedes decidir a quién quieres a tu lado y a quién no. Quizá con tu familia y amigos ya tengas todo el apoyo que necesitas. Quizá lo que más encaja contigo es un grupo de crianza, o ambas opciones a la vez.

Rodearnos de otras madres que experimentan el mismo momento vital puede ser de ayuda. Yo era de las que pensaban que no haría nuevas amigas porque ya tenía las mías de siempre. Sin embargo, en mi primera maternidad entablé algunas de las amistades más profundas. Es cierto que pasados los primeros dos años de vida de nuestros hijos nos fuimos distanciando, entre otros motivos porque algunas nos mudamos a otros países, aunque seguimos en contacto. Fuimos compañeras de experiencia, amigas que compartían un mismo contexto, y esas son unas relaciones increíblemente valiosas. Por supuesto que puedes seguir disfrutando de tu grupo habitual; pero, si no estáis en el mismo momento vital, muchas veces te parecerá que vivís realidades muy distintas. Seguramente no querrán ir al parque, o si están despiertas a las tres de la madrugada será por motivos muy distintos de los tuyos.

También existen muchos grupos online que pueden prestarte apoyo. Empieza a tejer tu red ya durante el embarazo, y no solo con otras madres que te acompañarán en el viaje emocional de la maternidad. Rodéate de personas que te hagan sentir bien, que no juzguen vuestras diferencias. Pide ayuda para lo más práctico. Si puedes permitírtelo, no dudes en invertir en esa red que te liberará tiempo y hará tu día a día más fácil: servicios de limpieza, comida y compra a domicilio o cuidados para el bebé. Es una inversión excelente en tu salud.

Apoyo familiar y de confianza

¿Cómo puede ayudarme mi entorno? Por ejemplo, traer comida, cuidado de otros hijos, hacer la compra, etc.

Apoyo práctico

Limpieza del hogar, comida a domicilio, etc.

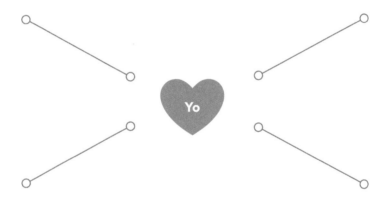

Apoyo profesional

¿Qué profesionales en mi zona pueden apoyarme en el postparto?

Apoyo de otras madres

Circulos de crianza, grupos de lactancia, grupos de embarazo y postparto, etc.

Plan de postparto - RED DE CUIDADOS

Haz una lista de personas y de recursos con los que contar durante el postparto. Desde familiares y amigos que puedan ayudarte y de qué manera hasta profesionales de apoyo, como doulas especializadas en postparto, consultoras de lactancia certificada —IBCLC, por sus siglas en inglés—, psicólogas perinatales o fisioterapeutas de suelo pélvico. Aunque no necesites apoyo profesional, si se da el caso, agradecerás haber buscado esos contactos de antemano. Una parte de tu autocuidado y del de tu bebé incluye la conexión con otras madres a través de grupos de crianza. Los cursos enfocados a familias con bebés son una excelente manera de conectar con otras familias en tu zona: desde masaje para bebés hasta yoga con bebés, primeros auxilios o alimentación complementaria, por nombrar algunos. Si no puedes acudir de forma presencial, puedes optar por actividades y grupos online.

Cuidar de los bebés

Los bebés nacen vulnerables y necesitan ser cuidados durante años. Esto nos diferencia de otras especies en las que las crías son más independientes desde el momento en que nacen. A primera vista, nacer tan vulnerables no parece una estrategia de supervivencia demasiado efectiva, pero ¿y si lo fuese? ¿Y si el plan de la naturaleza fuera precisamente ese? Los cuidados como base de nuestra especie. ¿Y si la inteligencia humana partiese de los cuidados que proporcionan las madres, padres y otras personas que cuidan? ¿Y si, después de todo, una labor tan desprestigiada en las sociedades capitalistas fuera la base de nuestra sociedad?

Si alguna vez te has preguntado por qué nacemos de manera tan «prematura», seguramente hayas dado con el dilema obstétrico. Se trata de una teoría que surgió en 1950 y que tiene muy poco fundamento, pero mucha repercusión mediática. Esta teoría defiende que los humanos nacemos de manera prematura, antes de que nuestro cerebro madure porque, si no, no podríamos pasar por la pelvis materna. La evolución del ser humano nos llevó al bipedismo. El bipedismo resultó en pelvis más estrechas y cerebros más grandes. Las pelvis más estrechas y los cráneos más grandes resultaron en criaturas que nacen de manera prematura. Esta teoría se utiliza en muchos ámbitos para justificar la medicalización de los partos. Sin embargo, con la incorporación de más mujeres al ámbito científico se han sumado nuevos puntos de vista y teorías contrastadas que cuestionan que los bebés nazcan en el momento en que lo hacen por un fallo evolutivo en el cuerpo materno.

La antropóloga y madre Holly Dunsworth puso a prueba el dilema obstétrico junto con su equipo para comprobar si la hipótesis de que nacemos prematuramente era cierta.[39] Compararon el tamaño del cerebro de los bebés humanos con el de otros primates, atendiendo al tiempo de gestación y tomando como base el tamaño del cuerpo materno en la edad adulta. El resultado fue que no existen evidencias de que la evolución de nuestra pelvis y nuestro cráneo influyan en el momento del nacimiento. En otras palabras, la teoría de que la pelvis materna es demasiado estrecha para dar a luz a un bebé en el momento óptimo carece de fundamento.

Actualmente, la teoría científica de mayor peso en relación con la causa que desencadena el parto es la producción de una proteína llamada fibronectina por parte del bebé. Esta sustancia interviene en la maduración pulmonar. Es probable que se trate de un fenómeno multifactorial, habida cuenta de que somos seres tremendamente complejos. La segunda teoría de mayor peso estaría fundada en el metabolismo de la madre. Comparados con otros primates, los humanos gestamos tanto o incluso más de lo que cabría esperar, si tomamos como referencia el tamaño del cuerpo de la madre y el del bebé.

Está claro que el bipedismo añadió complejidad a los partos humanos en cuanto al recorrido que siguen los bebés por el canal del parto para nacer. Sin embargo, no hay ninguna evidencia que justifique que la reducción de nuestra pelvis alteró el momento del nacimiento de los bebés humanos.[40]

¿Y si resulta que los bebés humanos no nacen antes de tiempo? ¿Y si el momento en que nacen está perfectamente diseñado? ¿Y si en vez de pensar en los fallos evolutivos del cuerpo materno, aceptamos que el desarrollo de los bebés necesita tener lugar en un entorno social rico en estímulos? Un entorno cargado de oxitocina, contacto, cuidados y amor. Además, está demostrado que el desarrollo cerebral depende del entorno.

Cuando el cerebro del bebé se desarrolla intraútero, los estímulos son limitados. Hay poca estimulación. Una vez nace, todos sus

39. H. M. Dunsworth, «Thank your intelligent mother for your big brain», *Proceedings of the National Academy of Sciences of the United States of America*, 113 (25), 2016, pp. 6816-6818, <https://doi.org/10.1073/pnas.1606596113>.

40. H. M. Dunsworth, A. G. Warrener, T. Deacon, P. T. Ellison y H. Pontzer, «Metabolic hypothesis for human altriciality», *Proceedings of the National Academy of Sciences of the United States of America*,109 (38), 2012, pp. 15212-15216, <https://doi.org/10.1073/pnas.1205282109>.

sentidos se ven sometidos a distintos estímulos, además del contacto con su madre y con otros cuidadores: besos, caricias, canciones, movimiento y un largo etcétera. Puede que esa abundancia de amor y conexión durante el postparto, y en los años sucesivos, sea lo que nos diferencia y nos ha hecho evolucionar como seres inteligentes, empáticos y cuidadosos. Quizá la respuesta esté de nuevo en la oxitocina, en el amor.

Tu pelvis no es estrecha, el embarazo no es corto, sino que los bebés pasan de gestarse en el útero a seguir gestándose en el exterior. Este periodo se conoce como exterogestación. Durante esta etapa los bebés requieren de cuidados las veinticuatro horas. Si observamos la historia de la humanidad, la crianza nunca ha sido diseñada para que la llevásemos acabo en soledad. Un proverbio africano dice: «Se necesita una aldea para criar a un niño». Somos seres sociales, formamos parte de un grupo.

Tradicionalmente, el cuidado de los bebés se llevaba a cabo en comunidad. Con la revolución industrial cambian los conceptos de productividad y eficiencia. La mayoría de las familias se concentran en núcleos urbanos, y la crianza empieza a caracterizarse por una marcada rigidez horaria: desde no tener en brazos a tu bebé más de diez minutos, o dejarlo llorar el tiempo que haga falta, hasta darle el pecho a unas horas determinadas y controlando la duración de las tomas. Esta tendencia seguramente fue bienvenida por muchas madres que, al estar solas, sin el apoyo de su comunidad, ya no podían maternar con tanta dedicación. Todo ello da paso a un enfoque adultocentrista de la crianza, según el cual los bebés han de adaptarse a las exigencias de la vida adulta.

En 1970 surge la teoría del apego. Descubrimos que los niños necesitan amor, contacto y vínculo para desarrollarse tanto a corto como a largo plazo. Poco a poco asistiremos a la transición de una crianza fría, llena de normas y centrada en las necesidades de los adultos, a una crianza centrada en la infancia. Conforme pasan las décadas, las madres van asumiendo que han de criar a sus hijos centrándose en sus necesidades y mayoritariamente solas. Entretanto, se incorporan al mundo laboral, pero siguen ocupándose de la mayoría de las tareas del hogar. Trabajan fuera y dentro de casa. Hace tiempo, una madre me dijo: «Tenemos que trabajar como si no tuviéramos hijos, y criar como si no trabajáramos». Me sentí muy identificada con sus palabras, y seguro que muchas de vosotras también. Es de esperar que muchas madres nos sintamos desbordadas y agotadas por tener que desempeñar un rol que en el pasado compartía toda una comunidad. Por llevar a cabo el trabajo visible (el remunerado), y también el invisible (los cuidados y la carga mental).

La carga mental es la responsabilidad de coordinar y tener en mente todo lo que atañe al correcto funcionamiento del hogar. Por ejemplo, dónde está cada cosa, la lista de la compra o cuándo reservar las citas médicas.

A menudo, las madres que deciden consagrarse al cuidado de su bebé han de cargar con el estigma que les impone la sociedad cuando infravalora la labor de maternar. No siempre podemos elegir, y nos vemos en la encrucijada de tener que renunciar o bien a nuestra carrera profesional, o bien a una parte de nuestra maternidad. Y aunque a veces nos parezca posible conciliar ambos temas, en el fondo tenemos la sensación de que no podremos llegar a todo. Los condicionamientos económicos y sociales relegan nuestro sentir a un segundo plano.

No quiero romantizar la crianza tal como se entendía en el pasado. A medida que se suceden las generaciones vamos cambiando los patrones y hacemos lo que creemos que es mejor en función de nuestro contexto. Sin duda disponemos de más herramientas e información que nunca para hacerlo, pero me da la sensación de que deberíamos prestar más atención a nuestra voz interior y luchar por un sistema que priorice el cuidado de madres y bebés. Hemos de aprender a conectar de nuevo con aquello que nos aporta paz como madres. Es hora de reconectar con nuestras necesidades, y de desarrollar esa conciencia social de la responsabilidad compartida, inherente a la crianza.

No olvidemos que sin madres no hay mundo. Merecemos ser cuidadas, y al mismo tiempo debemos ser plenamente conscientes de cuán importante es que nos cuidemos. Cultiva tu red de cuidados y reconoce tus limitaciones. Sí, eres todo lo que tu bebé necesita, pero... ¿y tú, qué necesitas?

Resumen del capítulo

- No puedes maternar sola. Ninguna podemos. Necesitamos que nos cuiden, al igual que nuestros bebés necesitan nuestros cuidados.

- Nacemos con una gran dependencia.

- Necesitamos vínculos, amor y un entorno estimulante para desarrollarnos y prosperar. Los cuidados son la base y el motor de nuestra especie.

- Apoyar a las madres y cuidarlas es cuidar del mundo. Por eso, ya durante el embarazo, debes empezar a tejer tu red de cuidados.

PÍLDORAS DE REFLEXIÓN

¿Me cuesta pedir ayuda?

....
....
....
....
....

¿Cómo me siento cuando pido ayuda?

....
....
....
....
....

¿Tengo una red de cuidados? De no ser así, ¿qué puedo hacer para mejorar mi situación dentro de lo que puedo controlar?

....
....
....
....
....

11

CUIDAR LA PAREJA

La llegada de un bebé supone un gran cambio para el sistema familiar y para la pareja. Ese cambio llega aún con mayor intensidad si es vuestra primera criatura. Muchas familias expresan cómo la llegada de su primer bebé marca el paso de ser pareja a sentirse familia. Es entonces cuando también se forja vuestra identidad materna y paterna. La maternidad y la paternidad os pondrá a prueba, y precisamente por eso, resulta tan importante cuidar la relación. No olvides que todo empezó con vosotros o vosotras. Compartís el gran viaje de convertiros en padres, pero lo experimentáis de forma distinta. Vuestro bebé demandará de cada uno cosas diferentes y en tiempos distintos. Al principio, tú, la madre gestante, eres todo lo que ese bebé necesita desde el punto de vista biológico. Pero los padres o madres no gestantes también desempeñan un papel esencial al apoyar y sostener el binomio madre-bebé.

En este capítulo vamos a abordar diferentes áreas de especial importancia para la pareja durante el postparto. El objetivo es que puedas hacer una puesta en común con tu pareja para afrontar la maternidad y la paternidad, reforzando ese gran equipo que ya sois. La inmensa mayoría de los estudios científicos a los que hago referencia se basan en parejas heterosexuales por falta de investigaciones en otros contextos y modelos familiares.

Somos un equipo.

Cultivar el vínculo entre padres y bebés

Muchas mujeres me comentan que sienten que sus parejas están desconectadas, que no tienen ese instinto paterno ni muestran el interés que ellas esperarían de ellos durante el embarazo. Ya durante la gestación, la mayoría de las mujeres sentimos la necesidad de informarnos, de leer y de aprender con el fin de prepararnos para la llegada del bebé. Puede que ese interés no sea compartido por nuestras parejas. De ser así, te animo a que abras el diálogo con tu pareja sobre todas tus inquietudes, siendo consciente de que esta experiencia os afecta de un modo distinto a ambos, tanto en la forma como en el ritmo.

Las mujeres experimentamos cambios físicos y psicológicos durante el embarazo, el parto y el postparto, que favorecen la conducta maternal. Pero eso no quiere decir que los padres no pasen por cambios que contribuyen a esa transición. Simplemente, no suceden al mismo tiempo ni con la misma intensidad; dependen, en gran medida, del contacto que el padre tenga con su bebé.

En el embarazo se inicia ese vínculo entre padre y bebé. De hecho, un estudio reciente ha demostrado que, ya desde el embarazo, la conexión del padre con la pareja y el bebé reduce los niveles de testosterona, aumenta la oxitocina y permite predecir el grado de implicación del progenitor en el postparto.[41] Hablar del bebé, preparar conjuntamente el nacimiento, hablar del postparto, acariciar la barriga de la madre, acudir a las citas de seguimiento del embarazo y todo lo que suponga ir creando un espacio para el nuevo ser que vais a traer al mundo contribuye a fortalecer el vínculo.

Tras el nacimiento, todo el contacto y la interacción que mantengan padre y bebé facilitará una conducta paterna apropiada. De hecho, hacer piel con piel con el bebé propicia los cambios hormonales necesarios para una conducta paternal más comprometida no solo al principio del postparto, sino en los meses sucesivos.[42] El contacto con el bebé genera oxitocina y reduce la testosterona. Esto se traduce en una conducta paterna más satisfactoria: muestras de afecto, miradas, contacto físico, conexión y respuesta a las señales del bebé.[43] Pero ¿qué facilita esa conducta paterna?, ¿qué pueden hacer los padres para reforzar el vínculo? Algo tan simple como estar en contacto con su bebé, interactuar, estar presentes, hablarles, cantarles o jugar con sus hijos del modo en que se sientan más cómodos.

En otras palabras, para facilitar una mayor implicación paterna, los padres necesitan cuidar de su bebé, aprender a responder a sus señales, conocerlo y descubrirse en ese nuevo rol de cuidador, para el que suelen carecer de referentes. Un padre que apenas tiene contacto con su hijo difícilmente desarrollará una conducta orientada a los cuidados. Los padres, madres no gestantes u otras figuras de apego necesitan aprender, y para que ese aprendizaje se dé es importante que tú les facilites ese espacio. Soltar las riendas, al me-

41. D. E. Saxbe, R. S. Edelstein, H. M. Lyden, B. M. Wardecker, W. J. Chopik y A. C. Moors, «Fathers' decline in testosterone and synchrony with partner testosterone during pregnancy predicts greater postpartum relationship investment», *Hormones and behavior*, 90, 2017, pp. 39-47, <https://doi.org/10.1016/j.yhbeh.2016.07.005>.

42. P. X. Kuo, J. M. Braungart-Rieker, J. E. Burke Lefever, M. S. Sarma, M. O'Neill y L. T. Gettler, «Fathers' cortisol and testosterone in the days around infants' births predict later paternal involvement», *Hormones and behavior*, 106, 2018, pp. 28-34, <https://doi.org/10.1016/j.yhbeh.2018.08.011>.

43. N. Scatliffe *et al.*, «Oxytocin and early parent-infant interactions: A systematic review», *International journal of nursing sciences*, vol. 6 (4), 12 de septiembre de 2019, pp. 445-453, <doi:10.1016/j.ijnss.2019.09.009>.

nos un poco. Confía en tu pareja. Quizá no lo hace como tú lo harías, pero también está aprendiendo. Puede que otras maneras de hacer sean igualmente válidas. Es muy difícil propiciar esa implicación si en lugar de cultivar la confianza cultivamos el juicio. Cuantas más oportunidades tenga cualquier padre o madre no gestante de dispensar cuidados, más aprenderá, aplicando el método del acierto y el error. Y más confiará en sus habilidades para cuidar de su bebé.

De hecho, no hace falta que haya una relación de parentesco. Cuanto más tiempo pasa cualquier persona con un bebé, más oxitocina produce. En este caso la oxitocina refuerza el vínculo con el bebé y favorece el deseo de prodigar cuidados.

Todos los seres humanos tenemos oxitocina: las personas con capacidad de gestar y sin ella, niños y adultos, padres y no padres. Todos. La mayoría de las actividades que provocan un pico de oxitocina lo hacen tanto si tienes útero como si no; tanto si has gestado y parido como si no; si has dado el pecho como si no lo has hecho; si tienes parentesco con el bebé como si no. En otras palabras, si inviertes tiempo en cuidar a un bebé, tu cerebro llevará a cabo las modificaciones necesarias para facilitar el vínculo, el aprendizaje y el amor que conlleva la crianza.

Es bien sabido que los hombres tienen niveles más altos de testosterona. Esta hormona se asocia a la agresividad y a la competitividad. La testosterona inhibe la producción de oxitocina, y a su vez la oxitocina incide en los niveles de testosterona. En el pasado, esta diferencia biológica se utilizaba para justificar que los hombres no estuvieran tan involucrados como las mujeres en los cuidados. Sin embargo, no solo somos seres biológicos, también somos seres sociales, y nuestras hormonas se adaptan al contexto en el que nos encontramos.

Hace miles de años, cuando vivíamos en una cueva en plena naturaleza, tenía todo el sentido del mundo que la madre que acaba de dar a luz estuviera inundada de oxitocina, pletórica de amor, conectando con su bebé y encargándose de su cuidado, mientras que el padre adoptaba un papel muy distinto. Este, cargado de testosterona, desempeñaba un rol protector, velaba por la seguridad de su familia y la proveía de víveres. Ambos roles eran complementarios, importantes e igualmente necesarios. Para algunas familias ese modelo seguirá funcionando. Para otras, la ausencia de un contexto que requiera esa división convierte dicho modelo en algo puramente cultural, pues resulta más que probable que las necesidades de esa madre y su bebé sean muy distintas en la actualidad.

A todo ello hay que sumar la infravaloración del trabajo no remunerado de la crianza, común en las sociedades capitalistas. Cuidar no se valora. Por lo tanto, si me dedico al cuidado de mi bebé, siento que no estoy haciendo nada en todo el día, cuando en realidad lo estoy haciendo todo. Esa percepción de no estar haciendo nada productivo también entra en conflicto con los estereotipos de género del padre que provee a la familia económicamente. Por suerte, poco a poco vamos viendo cambios estructurales que facilitan la presencia de los padres, como por ejemplo las bajas por paternidad más prolongadas. Pero, hoy por hoy, el sistema sigue siendo deficitario, con bajas maternales precarias e insuficientes.

En un momento histórico como este, en el que las madres nos sentimos más solas, y en el que a menudo la crianza se reduce a la familia nuclear, es extremadamente importante que expresemos lo que necesitamos y que las personas que nos acompañan, sean hombres o mujeres, puedan facilitar ese equilibrio tan necesario en los cuidados de la madre y del bebé. A veces, nuestras necesidades serán de tal magnitud que una sola persona no podrá solventárnoslas. En la práctica, es imposible que dos personas puedan asumir un rol que en el pasado ejercía una comunidad entera.

Crianza compartida y corresponsabilidad

Copaternidad, o lo que yo entiendo por este término, no significa hacerlo todo a medias y realizar las mismas tareas. Está claro que el bebé necesitará más contacto con la persona que lo ha gestado y parido. Por poco tradicionales que hayan sido nuestros roles antes de convertiros en padres, tener un bebé plantea diferentes demandas en una mujer que en un hombre. Durante meses el bebé siente a la madre como parte de su ser en el periodo de exterogestación. La naturaleza se asegura de que así sea a través de la lactancia materna, que facilita ese contacto estrecho y constante entre madre y bebé. Pero, aunque no le des el pecho a tu bebé, ese contacto sigue siendo igual de importante. Recuerda: tu bebé se nutre de tu amor. Sin embargo, pasado ese primer año de vida, lo que mantiene a las madres como cuidadoras principales es una decisión personal o cultural, no biológica.

La brecha en las responsabilidades familiares empieza ya con lo que aprendimos en nuestra infancia. Desde lo que vimos que se hacía en nuestra casa hasta el hábito de jugar a «papás y a mamás» con muñecos. En nuestra maternidad y paternidad esa brecha comienza a hacerse patente con las diferencias de rol de cada uno de los progenitores. Por ejemplo, durante los primeros meses, es normal y necesario que la madre sea quien pasa más tiempo con su bebé. Tras meses y años de estrecho contacto, existe un abismo entre la experiencia del padre y la de la madre con respecto a los cuidados del bebé y, más adelante, del niño. La madre tiene más experiencia y, por consiguiente, materna con más seguridad y confianza. Entiende lo que necesita su hija. Sabe cómo calmarla y la conoce mejor. No porque tenga superpoderes, ni porque sea superior dispensando cuidados; simplemente, tiene más experiencia. Ha aprendido. Su hija también ha aprendido que su madre sabe calmarla y cuidarla. Para muchas familias estará bien así. El problema viene cuando esa división se establece basándose en los roles de género, sin tener en cuenta las preferencias de cada progenitor. En el peor de los casos, se refuerza el estereotipo de género del padre incompetente y la supermadre que llega a todo. A largo plazo, deriva en que las madres no solo prodigan los cuidados, sino que también soportan toda la carga mental que conlleva el día a día. Si los roles tradicionales funcionan con tu familia, no hay por qué cambiarlos. Sin embargo, si el rol que estás desempeñando no te hace feliz, es que algo debe cambiar.

Aunque este libro está enfocado a las madres, me gustaría compartir con vosotras este relato de paternidad:

Siento la gran responsabilidad de ser el último eslabón en la cadena de paternidades ausentes. En mi familia, los hombres que me preceden fueron fríos, distantes, autoritarios, y su vinculación con la crianza se reducía a dar cuatro voces y varios cachetes. Hombres dedicados al mundo laboral y con claras actitudes de maltrato psicológico. Probablemente, también físico un par de generaciones atrás.

No me enseñaron a ser el padre que quiero ser, pero sí a tener claro lo que no quiero ser. Quiero pensar que lo hicieron lo mejor que supieron. No quiero seguir juzgando, porque enjuiciar no me aporta la paz que necesito para ser el padre que quiero ser. Todos somos víctimas reproduciendo patrones obsoletos, injustos y disfuncionales que nos privan de lo más importante en la vida. Recientemente, mi padre cambió un pañal por primera vez en su vida, a mi hijo, su nieto. Somos tres

hermanos. Somos víctimas de víctimas, y yo quiero romper esa cadena. Quiero y la voy a romper.

Me duele que querer no siempre sea poder. Al menos no al cien por cien. Todos esos patrones grabados en lo más profundo de mi ser me traicionan cuando el cansancio aprieta y la falta de inteligencia emocional se hace evidente. Me duele ver que a veces reproduzco los mismos comportamientos que un día me hicieron daño. Me duele no estar disfrutando de mi hijo todo lo que me gustaría. Durante el postparto de mi pareja, reduje mi jornada laboral y casi me cuesta el puesto. Ahora, hay días en que solo lo veo una o dos horas, y me pregunto si serán suficientes para que sienta mi presencia y mi amor.

La paternidad me puso en un segundo plano, porque era donde debía y quería estar. Apoyando a mi pareja y a mi hijo. Me da miedo que ese segundo plano se convierta en ausencia. Muchas veces siento la impotencia de no poder hacer o no saber hacer en muchos momentos. Estoy a años luz de la comprensión y el saber hacer de mi pareja. El vínculo entre mi hijo y su madre es lo más bonito que he presenciado nunca. Es de otro planeta. Es diferente y a la vez es lo más bello. Estoy muy lejos de ser el padre que quiero ser, pero lucho todos los días por llegar a serlo, por mi hijo, por mí, por mi pareja y por todos los padres que vendrán después.

JOAN,
padre de un niño

Hablemos de organización familiar: ¿cómo organizaréis el cuidado del bebé?; ¿qué hay que hacer, más allá de lo que esté directamente relacionado con el bebé, para que la familia funcione?; ¿quién se encargará de qué? No hay una fórmula para todas las familias y, sin lugar a duda, encontrar aquello que funcione para la tuya requiere probar, equivocarse, rectificar y ser flexible. A veces también puede requerir un profundo proceso de deconstrucción de creencias y estereotipos de género, acompañado de un exhaustivo aprendizaje. En otras ocasiones, las circunstancias laborales y socioeconómicas reducen la libertad de decisión. Sea cual sea tu caso, abordar estas cuestiones de antemano os ayudará a vivir una mejor transición a la maternidad y a la paternidad.

Lo que está claro es que el bebé es de los dos. La casa es de los dos. Romper con los roles tradicionales y adoptar un modelo coparental en el que madre y padre se involucren por igual en los cuidados, aunque no necesariamente desempeñen las mismas tareas, es, cada vez en mayor medida, la aspiración de muchas familias. A pesar de ello, según confirman las estadísticas, en las familias heterosexuales las mujeres seguimos asumiendo mayoritariamente las tareas familiares y domésticas. Incluso cuando también trabajamos fuera de casa, tal como reflejan los datos aportados por el Instituto Nacional de Estadística.[44] Y aunque las tareas sean ampliamente compartidas, la carga mental recae sobre las mujeres. Hay modelos que requieren generaciones para ser desmantelados. Eso no quiere decir que no haya familias que practiquen un modelo coparental con éxito, mientras a que otras familias les sigue encajando bien el modelo tradicional. Lo cierto es que ya no hay un único modelo, y cada familia encuentra el suyo. Estamos viviendo un cambio muy necesario en el paradigma familiar, en el que los padres asumen un papel más central en los cuidados, cada vez más centrados en la familia nuclear.

Más allá de los patrones instalados en nuestro subconsciente, no podemos olvidar que el entorno también nos condiciona, y ese entorno sigue favoreciendo el modelo de madre cuidadora y padre ausente. Hay aeropuertos internacionales con grandes infraestructuras en los que los cambiadores de bebés siguen estando exclusivamente en el baño de mujeres. En los grupos de la escuela infantil de mis hijas solo había madres, si pasaba algo siempre me llamaban a mí y, salvo en una ocasión, siempre he sido yo la que me he ausentado de mi trabajo para hacerme cargo del cuidado de mis hijas. En el colegio de la mayor nunca conseguí que también le enviasen los emails a mi marido. Hasta recuerdo un día que mi marido llevó a mi hija —tendría con unos tres meses— a la embajada española de Londres para tramitar su pasaporte. Mi hija lloraba y le preguntaron un par de veces

44. <https://www.ine.es/ss/Satellite?L=es_ES&c=INESeccion_C&cid=1259925472720&p=1254735110672&pagename=ProductosYServicios%2FPYSLayout>.

que dónde estaba su madre, como si un padre no fuera capaz de cuidarla y tuviera que haber un motivo de peso para que padre e hija pasasen tiempo juntos. Seguro que si la hubiera llevado yo, nadie habría preguntado nada. Existimos dentro de un contexto cambiante, pero los cambios son lentos, y entretanto seguimos condicionados por nuestros roles.

Finalmente, no te compares, lo que funciona para tu familia puede que no sea tu ideal, pero es lo que os funciona a vosotros. El viaje a la maternidad y a la paternidad es ante todo aprendizaje. Según mi experiencia, consiste en buscar esa mejor versión día a día. En mi familia aspiramos a la coparentalidad. Mi pareja y yo nos escuchamos y nos deconstruimos a diario. No somos perfectos; ni queremos serlo. Lo hacemos lo mejor que podemos. No estamos ahí, quizá algún día lo estemos. Ojalá podamos dejarles este referente a nuestras hijas. No estoy segura. Puede que se precisen varias generaciones para derribar los estereotipos de género, y que el nuestro solo sea un pequeño paso en ese camino. Lo que está claro es que los bebés necesitan más a las madres en esos primeros meses. Lo cual no quita que los padres, madres no gestantes y otras figuras de apego puedan estar muy presentes, de forma que no solo no interfieran en el vínculo entre la madre y el bebé, sino que lo refuercen y apoyen. Pasada esa fase inicial, no hay ningún motivo biológico para mantener esos roles, a no ser que así lo deseéis.

Cuidar de la pareja

Para cuidar de vuestra relación es importante que busquéis aquello que os hace vibrar y que no olvidéis que toda esta aventura empezó con vuestro amor. ¿Qué os hace conectar? ¿Qué queréis que esté siempre presente en vuestra relación? ¿Quizá que no pase un día sin miraros a los ojos? ¿Abrazaros todos los días, disfrutar de tiempo los dos a solas, aunque sea cuando vuestra hija duerme, o una cita especial una vez a la semana? Sea lo que sea, planificadlo. Siempre podéis improvisar, pero la vida con un bebé deja menos espacio para el tiempo de pareja. Por eso priorizarlo y buscar tiempo para esos momentos resultará en una mejor calidad de vuestra relación. Así como en el capítulo 8 completaste tu reloj de cuidados, haz ahora el mismo ejercicio en pareja. Si no tienes pareja, puedes hacerlo con alguien que sea importante para ti y con quien desees cultivar tu relación.

Plan de postparto - Vuestro reloj de cuidado en pareja

Haz una lista de todo aquello que podéis hacer para cuidar vuestra relación. A continuación, piensa en qué puedes hacer en uno, cinco, diez, veinte y treinta minutos, y escríbelo en tu reloj de cuidados.

RELOJ DE AUTOCUIDADO DE LA PAREJA

Haz una lista de todo aquello que podéis hacer para cuidar de vuestra relación. A continuación piensa en qué puedes hacer en 1, 5, 10, 20 y 30 minutos y escríbelo en vuestro reloj de cuidados.

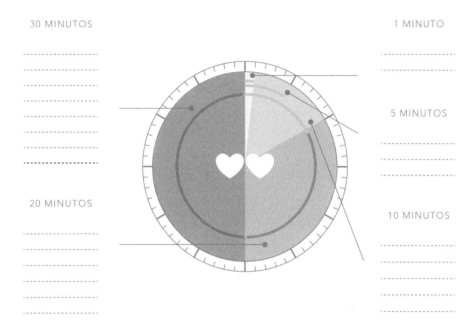

30 MINUTOS

....
....
....
....
....
....
....
....

20 MINUTOS

....
....
....
....
....
....

1 MINUTO

....
....

5 MINUTOS

....
....
....

10 MINUTOS

....
....
....
....

Además de buscar qué es lo que os nutre como pareja y que podéis encajar en relativamente poco tiempo, es importante buscar un espacio para llevarlo a cabo. Si no reservas espacio para la pareja en tu día a día, las cosas no sucederán por arte de magia. Sara e Iván, una pareja a la que acompañé en el embarazo de su hijo, ponían en práctica la regla de los tres unos para crear espacios de pareja.

Una hora al día salían a pasear juntos por la naturaleza con su bebé, sin móviles ni distracciones. También reservaban una tarde a la semana sin planes para hacer algo juntos. Y, por último, un fin de semana al mes hacían algo especial. No os hablo de grandes planes que requieran gastar, sino de ir nutriendo vuestra relación como pareja y como familia en el día a día.

LA REGLA DE LOS TRES UNOS: CREANDO ESPACIO PARA NUTRIROS

Ahora que ya tenéis una lista de aquello que os nutre como pareja, cread espacio para darle lugar y cultivar vuestra relación: una vez al día, una vez a la semana y una vez al mes.

UNA VEZ AL DÍA

Dar un paseo, abrazaros, ver una serie juntos, etc.

UNA VEZ A LA SEMANA

Ir a comer fuera, bailar, haceros un masaje, etc.

UNA VEZ AL MES

Planear algo especial; no tenéis por qué salir de casa, quizá cada mes uno de los dos se encarga de preparar algo.

Roles y expectativas

Además de definir cómo os vais a cuidar y cómo pensáis crear esos espacios, es importante hacer una lista detallada de las cuestiones más prácticas: ¿qué tareas tenéis que llevar a cabo y cuáles podéis delegar? Te propongo un ejercicio para detallar absolutamente todo lo que tenéis que ejecutar para poder organizaros. Completa el plan de postparto haciendo una lista de tareas lo más detallada posible:

sacar al perro, hacer la lista de la compra, hacer la compra, preparar la comida, vacunas, citas médicas, limpieza, finanzas, etcétera.

Una vez la tengas, mantén una conversación con tu pareja para decidir cómo organizaros: ¿quién hará qué?, ¿qué esperáis el uno del otro? Rellena el plan de postparto. Recuerda que más adelante podéis cambiar lo que no funcione.

DISTRIBUCIÓN DE TAREAS 👥

LISTA DE TAREAS DETALLADA	RESPONSABLE
Cuidados del bebé	*Registro del bebé, cambiar pañales, alimentar al bebé (día y noche), calmar o dormir al bebé, bañar al bebé, etc.* _____
	_____ _____
	_____ _____
Labores domésticas	*Preparación y planificación de comidas, lavadoras, limpieza, jardinería, hacer las compras, etc.* _____
	_____ _____
	_____ _____
Cuidados familiares	*Cuidado de otros hijos o hijas, cuidado de animales u otras personas a cargo.* _____
	_____ _____
	_____ _____
Finanzas	*Pagar facturas, trámites, papeleo.* _____
	_____ _____
	_____ _____
Otras tareas	_____ _____
	_____ _____
	_____ _____
	_____ _____
	_____ _____
	_____ _____
	_____ _____

RESENTIMIENTO HACIA LA PAREJA

El resentimiento aflora prácticamente siempre, y a grandes rasgos he logrado identificar dos focos basándome en las entrevistas que he realizado para la escritura de este libro. Por un lado, el descanso, y por otro, la percepción de libertad.

Sentir resentimiento hacia tu pareja porque duerme más que tú, y puede descansar más por la noche, parece ser uno de los denominadores comunes en el postparto. A veces, puede convertirse en una competición por ver quién está más cansado de los dos. Ambos estáis cansados, entonces, ¿qué podéis hacer al respecto? Con mi segunda hija y gracias a los aprendizajes de nuestra primera maternidad y paternidad, decidimos que mi pareja cambiaría los pañales durante la noche, y yo, obviamente, le daría el pecho. Recuerdo que, en secreto, sentía que yo salía ganando de largo. Colechábamos, así que para darle el pecho prácticamente no tenía ni que despertarme. Sin embargo, al cambiar un pañal tenía más probabilidades de desvelarme. Fue un acuerdo que ambos consideramos justo.

Por otro lado, también son motivo de resentimiento las libertades de las que supuestamente goza tu pareja y que tú has perdido. Claro está que el postparto implica una pérdida de tiempo y espacio para muchos de los intereses que te llenaban antes de ser madre. En cambio, tu pareja suele seguir disfrutando de esos espacios individuales. Es importante validar ese sentimiento para poder hacerles un hueco a nuestras necesidades.

En mi postparto, recuerdo que era tal mi necesidad no cubierta de estar sola que me enojaba que mi marido pudiera leer un libro de camino al trabajo o que se pasara casi dos horas diarias subido en metros y autobuses. En serio, cuando empiezas a envidiar que tu pareja se pase hora y media al día en un autobús maloliente, lleno a rebosar de gente, hay que algo no va bien.

Detestaba esos aspectos de su vida porque sentía que usurpaba mi espacio. Me molestaba que fuese a jugar al fútbol o a entrenar porque yo no tenía un espacio para el ejercicio que no implicase estar con mis hijas. La pareja nos hace de espejo, y a menudo esos resentimientos reflejan aquello que nos estamos negando.

Cuando aflora el resentimiento, la pregunta no es qué hace mi pareja, sino qué necesito y cómo puedo procurarme ese espacio propio. Piénsalo: ¿hay algo que envidies de tu pareja? ¿Ese sentimiento te dice algo acerca de lo que necesitas? Reconocer ese malestar y darle un espacio es absolutamente necesario para conectar con nuestras necesidades.

La comunicación, o, mejor dicho, su ausencia, muchas veces es la raíz de los conflictos. Puede que uno de los dos se quede en casa al cuidado del bebé y que el otro no entienda lo que implica estar todo el día con una criatura. A menudo se percibe como descanso, cuando en realidad exige un gran esfuerzo tanto físico como emocional. Ponemos el cuerpo y el alma en nuestros cuidados. La falta de empatía deteriora la relación. Expresa cuáles son tus necesidades de forma clara y sin rodeos. Si no lo comunicas, difícilmente se cumplirán tus expectativas.

SEXO E INTIMIDAD EN PAREJA

La maternidad y la paternidad cambian la sexualidad. El embarazo, el parto y el postparto son hitos en la vida sexual y reproductiva de las mujeres. En el postparto, nuestra sexualidad está enfocada a la supervivencia de nuestra criatura. Durante el postparto estamos inundadas de hormonas del placer como la oxitocina, responsable de los orgasmos. Hay mucho placer y mucha oxitocina, pero se siente de un modo diferente y proviene de distintas fuentes.

En las primeras semanas después del parto, el estrógeno y la progesterona disminuyen considerablemente, lo cual puede repercutir a su vez en una significativa disminución de tu libido. La lactancia materna, sin ir más lejos, también disminuye la libido. Tiene todo el sentido del mundo que mientras nuestra criatura depende de nosotras para su supervivencia, el cuerpo se centre en esa tarea y no en la reproducción. He incluido este tema dentro del capítulo sobre la pareja porque es donde muchas madres lo ubican. Sin embargo, la sexualidad va mucho más allá de lo que compartimos con nuestra pareja, y empieza por nosotras mismas.

Tras la maternidad, los genitales cambian. Nuestro cuerpo cambia. Muchas madres se sienten inseguras o poco atractivas en el proceso de reconocer su cuerpo. Esa percepción puede limitar el deseo de compartir la sexualidad. La intimidad en la pareja supone un reto, pero no tiene por qué debilitarse necesariamente. En cuanto a la sexualidad compartida con la pareja, lejos de apagarla, puede ampliarla.

Es normal que durante un tiempo no te apetezca mantener relaciones. Las vicisitudes del parto pueden influir en la duración de la falta de deseo. Dependerá de si hay dolor, puntos de sutura o de si te estás recuperando de una cesárea. En el plano emocional, tu experiencia del parto también influye en tu sexualidad. Hay mujeres que se sienten violadas por la cantidad de tactos innecesarios, invalidadas y maltratadas. La violencia obstétrica es una realidad reconocida por la ONU y la OMS. Otras, en cambio, se sienten empoderadas, dueñas de sus partos y más conectadas a su cuerpo, lo cual ayudará a que recuperen más pronto el apetito sexual.

Sea como sea, es momento de buscar otras formas de conectar y de mantener la intimidad: caricias, besos, abrazos, masajes, tomaros de la mano mientras paseáis o prácticas sexuales sin penetración. El objetivo de las relaciones es volver a conectar entre vosotros. El coito puede resultar demasiado intenso al principio.

Por la falta de tiempo, por no saber cuándo despertará el bebé, por el deseo que siente la pareja se tiende a acelerar todo el proceso. Las prisas nunca son buenas, y aún menos cuando estamos reencontrando el deseo y retomando las relaciones sexuales en pareja.

Los estudios varían, pero los datos indican que alrededor del cincuenta por ciento de las parejas retoman las relaciones sexuales alrededor de seis semanas después del parto, y un noventa y cuatro por ciento han vuelto a tener relaciones sexuales seis meses después.[45] Este estudio se centró en las relaciones sexuales que contemplaban el coito en parejas heterosexuales. Independientemente de lo que digan los estudios o lo que hagan otras personas, lo que debe prevalecer es que vosotros decidáis cuándo es vuestro momento. Una buena relación de pareja no se mide por la actividad sexual, aunque la intimidad, sin duda, es uno de sus grandes pilares.

Resumen del capítulo

- En resumen, maternar y paternar son habilidades aprendidas.

- Inicialmente, los bebés necesitan mucho más a sus madres, pero eso no quiere decir que los padres, madres no gestantes y otras figuras de apoyo no puedan cooperar.

- Todo lo contrario, pueden ofrecer apoyo práctico y emocional a la madre y al bebé, y resulta fundamental que tengan contacto con el bebé.

- Si el padre no se implica durante el intenso periodo de aprendizaje de los primeros meses, se abre una brecha entre las habilidades de la madre y las del padre que no hacen sino perpetuar los estereotipos de género.

- A veces, equilibrar esa desigualdad de habilidades pasa por dar un paso atrás y procurar que el padre esté regularmente un tiempo a solas con el bebé y aprenda a paternar.

- Del mismo modo, crear espacios para cultivar vuestra relación de pareja fortalecerá ese gran equipo que ya sois. No perdáis de vista que todo empezó con vuestro amor.

45. E. A. McDonald y S. J. Brown. «Does method of birth make a difference to when women resume sex after childbirth?», *BJOG: An International Journal of Obstetrics and Gynaecology*, 120 (7), 2013, pp. 823-830, <https://doi.org/10.1111/1471-0528.12166>.

PÍLDORAS DE REFLEXIÓN

¿Qué rol quiero que asuma mi pareja?, ¿qué expectativas tengo?, ¿qué expectativas tiene él o ella?, ¿lo hemos puesto en común?

....
....
....
....
....

¿Qué me molesta o causa resentimiento? ¿Me dice algo acerca de lo que necesito?

....
....
....
....
....

¿Cómo puedo asegurarme de que comunico de forma clara y directa mis necesidades?

....
....
....
....
....

12

VISITAS POSTPARTO

Con la llegada de tu bebé, todo el mundo querrá conocerlo. ¿Te apetece estar rodeada de gente? Eso es algo muy personal, y lo que te apetezca variará de manera individualizada. Una vez más, la clave es comunicar tus necesidades y preferencias poniendo límites. Es curioso cómo en cualquier otro escenario que implicase que nos estamos recuperando o que necesitamos intimidad, se respetaría escrupulosamente nuestro espacio. Sin embargo, con la llegada de un bebé se espera que se produzca una avalancha de visitas. Puede que tengas muchas ganas de sentirte arropada por los tuyos, o quizá prefieras esperar y dedicar esos primeros días a conocer a tu bebé rodeándote solo de las personas más allegadas. Sea cual sea tu deseo, es válido, y estás en tu derecho de poner los límites que creas convenientes y de expresar tus necesidades más allá de lo que dictan las normas culturales. Asegúrate de tener tiempo para ti, para tu pareja y para tu bebé.

Estoy escribiendo este libro mientras vivimos una pandemia sin precedentes. Es curioso que la inmensa mayoría de las embarazadas que siguen mis cursos comenten que la única parte buena de esta situación excepcional es poder limitar las visitas en el postparto y que nadie pueda ir al hospital con la excusa del virus. Creo que deberíamos preguntarnos seriamente por qué nos cuesta tanto poner límites y expresar lo que queremos. De verdad, si necesitamos recurrir a una pandemia para tener una excusa, es que algo no funciona.

Visitas postparto

Elige conscientemente a quién deseas ver en el postparto inmediato. ¿Quieres o no quieres visitas en el hospital? ¿Prefieres limitar el horario de visitas? Puede que quieras estar rodeada de tu entorno más cercano, o tal vez desees todo lo contrario. Es algo muy personal. En nuestra cultura predominan las visitas constantes y demandantes que esperan ser atendidas. Guíate por lo que te dicte tu intuición, y, sobre todo, si decides recibir visitas, piensa en cómo pueden ayudarte. Distingue entre las visitas que se sientan en el sofá a contemplar a tu bebé y las de aquellas personas que pueden ayudarte. Quizá trayéndote comida, haciendo la compra, limpiando o cuidando de tu bebé para que puedas descansar un rato. Si no te sientes cómoda pidiéndoles ayuda, posiblemente no sean las personas que ahora necesitas a tu lado.

Puede que te apetezca que otras personas cojan a tu bebé. O puede que sientas todo lo contrario. Escucha tu voz interior. Tu bebé no es un trofeo que tenga que pasar de mano en mano. De hecho, lo único que tu bebé necesita es a ti. Todo eso puede cambiar de un embarazo a otro. Incluso es posible que estés leyendo esto durante tu embarazo y lo que sientas en el momento de leerlo cambie por completo después de dar a luz. Sea como sea, durante los primeros días y semanas la intimidad es fundamental. Y en cuanto a dar el pecho, muchas madres explican que les resulta difícil amamantar delante de otras personas, y en lugares públicos o ruidosos. La oxitocina, que facilita la eyección de la leche, exige calma e intimidad. Una vez que tú y tu bebé hayáis cogido práctica, seguramente podrás hacerlo en cualquier lugar con total comodidad, pero, sobre todo al principio, la intimidad es clave. Piensa en ello a la hora de planear las visitas.

Si decides restringir las visitas, es importante que lo comuniques de antemano, pues para muchos va en contra de las normas sociales. A este fin, te propongo crear un plan de visitas consciente como parte de tu proyecto general de postparto.

PLAN DE VISITAS CONSCIENTE

Haz una lista de personas de tu entorno que desean visitarte durante las primeras semanas. Una vez la tengas, forma tres columnas y responde estas tres preguntas en función de cada persona.

1 - ¿Me apetece ver a esta persona?
2 - ¿Por qué? ¿Qué me aporta?
3 - ¿Cuál sería el mejor momento? (Marca una de las tres opciones).

NOMBRE VISITANTE	MOMENTO VISITA		
	Primeros días	2.ª semana	Más adelante
- - - - - - - - - - - - - - -	☐	☐	☐
- - - - - - - - - - - - - - -	☐	☐	☐
- - - - - - - - - - - - - - -	☐	☐	☐
- - - - - - - - - - - - - - -	☐	☐	☐

22 - EJERCICIO: *Conecta con tu intuición*

Si deseas conectar con tu intuición de una forma más consciente a la hora de practicar este ejercicio, te propongo lo siguiente:

Empieza por cuatro respiraciones conscientes, inhalas en 4 y exhalas en 8. Presta especial atención a cómo te sientes. Ahora, visualiza a la persona que te acompaña. Observa cómo te sientes. ¿Estás cómoda? ¿Su presencia te cansa o te resulta pesada?

Ahora, visualiza a esa persona cogiendo a tu bebé. ¿Cómo te sientes? Poco a poco, abre los ojos, toma conciencia de lo que has visualizado y de si te apetece o no que esa persona esté presente, cuándo y hasta dónde. Puede que te apetezca su visita, pero no que coja a tu bebé.

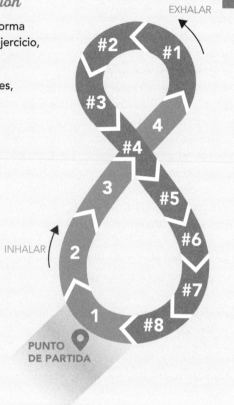

Ante todo, ten muy presentes tus necesidades y pon límites si no deseas recibir visitas. Hay muchas formas de comunicar tu decisión, por ejemplo:

«Tengo muchas ganas de verte y de que conozcas a mi bebé. Los primeros días estaré recuperándome y adaptándome a la vida con mi bebé. Hemos decidido espaciar las visitas para poder disfrutar más de estar con vosotros. En cuanto nazca te aviso para que quedemos en un día que nos vaya bien a ambos».

«Lo siento mucho, pero preferimos no recibir visitas hasta dentro de unos días porque estamos cansados, y aún estamos adaptándonos a ser padres. Tenemos muchas ganas de verte y de que conozcas al bebé. Te aviso en cuanto estemos más asentados. Ahora tengo que priorizar recuperarme y descansar».

«Estoy agotada porque hemos pasado una noche muy movida. ¿Te importa venir otro día? Tengo muchas ganas de verte, pero hoy estoy muy cansada. ¿Qué te parece una tarde de la semana que viene?».

«Hemos decidido pasar las primeras [**** inserta el número que consideres] semanas priorizando la recuperación, la lactancia y el descanso. Sé que os gustaría estar con nosotros desde el primer momento, y lo aprecio muchísimo. Espero que lo entendáis. Te aviso en cuanto pasen las primeras semanas».

En contrapartida, las personas que te visiten pueden ser de gran ayuda. Desde el calor que te transmitirá estar con los tuyos, reír entre amigos o abrazar a un ser querido hasta por cuestiones más prácticas: doblar ropa, recoger, traer comida, hacer la compra o cuidar de otros hijos, si los hay. Desde el punto de vista emocional, tu entorno y quienes te rodean pueden sumar y facilitar ese clima amoroso que necesitas. Desde el punto de vista práctico, hacerte las siguientes preguntas con relación a las personas que te visiten puede ayudarte enormemente a decidir a quién quieres a tu lado durante el postparto.

23 - EJERCICIO PRÁCTICO: *Pedir ayuda*

Vuelve a esa lista que hiciste anteriormente de las personas que te quieren y que están deseando formar parte de esta nueva etapa en tu vida. Hazte las siguientes preguntas con relación a cada una de las personas que aparecen en tu lista: ¿Puedo pedirle que me ayude? ¿Me siento cómoda con que coja directamente lo que quiera tomar o tengo que servirle yo? ¿En qué me puede ayudar que esta persona esté presente en un momento tan íntimo? Haz una lista de todo aquello que puedes delegar de manera específica. Nombra cada tarea. Después, pide ayuda a tu círculo más cercano. Déjate cuidar. Los tuyos también disfrutarán de cuidarte en este momento tan especial. Por mi experiencia en los talleres, a veces lo más difícil es abrirse a pedir y recibir esa ayuda, pero cuando nos abrimos la respuesta suele ser excelente.

Pido ayuda y me dejo cuidar.
Comunico lo que necesito con claridad.

Resumen del capítulo

• Elabora un plan de visitas consciente en el que prevalezca tu sentir frente a las normas socioculturales o a los deseos de terceros.

• En una cultura en la que no hay tradición de cuidar de las madres, las visitas ideales serían las de aquellas personas que ofrecen apoyo emocional.

• Personas que escuchan sin juzgar. No dan consejos que no les han pedido y ofrecen apoyo práctico (que no tiene por qué estar relacionado con el cuidado del bebé).

• Por ejemplo, limpiar, cocinar o sacar al perro. Visitas cortas, que no esperen hospitalidad por parte de la anfitriona y tengan la suficiente confianza para coger agua de la nevera o hacerse un café, que no estén al acecho para coger al bebé, sino acompañándote y respetando tu sentir.

PÍLDORAS DE REFLEXIÓN

¿A quién quiero a mi lado en mi postparto?

....
....
....
....
....

¿Cómo voy a comunicar lo que necesito?

....
....
....
....
....

¿Cómo me siento al poner límites?

....
....
....
....
....

13

LACTANCIA: TU BEBÉ SE NUTRE DE TU AMOR

Más allá de cómo alimentes a tu bebé, es tu amor lo que lo nutre. Creo que a estas alturas todas conocemos los beneficios de la lactancia materna. En última instancia, todas elegiremos lo mejor para nosotras y para nuestros bebés en función de nuestras circunstancias. Cada una tiene su camino, su contexto y sus condicionantes. Por eso, me niego a suscribir la afirmación absolutista según la cual la lactancia materna siempre es lo mejor en todos los casos, porque he visto a muchas madres sufrir por causa de esta creencia. Si dar el pecho no es algo que disfrutes, entonces no estarás bien, y lo prioritario es que tú estés bien. Madre feliz, bebé feliz. Escúchate y elige lo que mejor funcione para ti y tu familia. En este capítulo vamos a hablar de lactancia, tanto si das el pecho como el biberón, o ambos.

Mi bebé se nutre de mi amor.

Mi primera hija nació en casa, en un parto maravilloso y de lo más instintivo. Todo fluyó y me conectó con mi cuerpo a un nivel que nunca antes había llegado a sentir. La lactancia fue para mí una bofetada de realidad. Recuerdo el dolor durante las primeras semanas y el *shock* por haber esperado que todo fuese simplemente instintivo. El dolor era muy intenso y todas las profesionales que me acompañaban aseguraban que el agarre era correcto y no debería dolerme. Esas afirmaciones me invalidaban profundamente. Y ahí estaba yo, deseando por dentro que algo externo confirmase mi malestar. Al final, corregí el agarre con ayuda de You-Tube, algo que no recomiendo. Ojalá hubiese sabido de la existencia de personas especializadas en lactancia como IBCLC o consultoras de lactancia. Lo cierto es que las profesionales que me acompañaron durante todo el proceso no supieron darme el apoyo que necesitaba. Tras el nacimiento de mi hija, una de las matronas le metió el pezón en la boca sin dejar que fuese ella la que trepase al pecho y se enganchase de manera instintiva. Siempre he atribuido mis problemas con la lactancia a esa interferencia, unida a la falta de intimidad durante los primeros días. Nunca lo sabré con total certeza, pero sin duda aquella experiencia supuso un gran aprendizaje.

Dar el pecho tiene una parte instintiva y una parte de aprendizaje. La naturaleza ha previsto que aprendamos por imitación, lo cual resulta una tarea difícil actualmente. La mayoría de nosotras no hemos estado expuestas a muchas madres amamantando para aprender por observación.

Alimentar a tu bebé, independientemente de cómo hayas elegido hacerlo, no solo será una experiencia meramente alimenticia, sino que también nutrirá vuestro vínculo. Para disfrutar de una lactancia gozosa resulta fundamental contar con apoyo, disponer de un entorno que acompañe y estar bien informada. La lactancia siempre es una experiencia de gran intensidad. En este capítulo hablaremos de dar el pecho o el biberón con conexión.

Tomo las mejores decisiones para mí
y mi bebé en función de mis circunstancias.

Dar el pecho

«Si puedo, daré el pecho. Si tengo suficiente leche, le daré de mamar. No sé si podré amamantar, porque mis pechos son pequeños, porque mi madre no pudo o [insertar motivo]». ¿Te suena? Cuando se trata de dar el pecho, la norma es desconfiar del cuerpo. Prevalece la creencia de que quienes amamantan y gozan de lactancias placenteras y exitosas tienen suerte o una genética privilegiada. Sin embargo, diversos estudios demuestran que solo un pequeño porcentaje de alrededor del tres por ciento de mujeres tienen una limitación clínica real que les impida practicar la lactancia materna exclusiva. El resto puede amamantar, aunque sabemos que no siempre es así por falta de apoyo, recursos u otros motivos. Para mí, el dato más significativo es que más de dos tercios de las madres sienten que no han cumplido sus objetivos en cuanto a su lactancia. No me estoy refiriendo a los objetivos de la OMS o de otras organizaciones externas, sino a sus propios objetivos.[46] Hablo de lactancias frustradas e insatisfactorias. Existen muchas dificultades que dependerán de cada madre, del bebé y del contexto que los acompaña. A continuación, expongo los principales retos para que puedas conocerlos de antemano.

APRENDER A DAR EL PECHO

La primera dificultad radica en que la lactancia, lejos de ser puramente instintiva, tiene una parte de aprendizaje, y la naturaleza ha previsto que aprendamos a amamantar observando a otras mujeres hacerlo. El problema es que rara vez convivimos con mujeres que amamanten. A menudo, las mujeres de la ge-

---

46. C. Perrine et al. (2012), «Baby friendly hospital practices and meeting exclusive breastfeeding intention», *Pediatrics*, 130 (1), pp. 54-60. Extraído de <https://doi.org/10.1542/peds.2111-3633>.

neración que nos precede no amamantaron o abandonaron la lactancia en favor de la leche de fórmula, que en la década de 1980 se publicitaba como superior a la leche materna. Por otro lado, las bajas de maternidad eran, y continúan siendo, precarias e insuficientes. Esta misma falta de referentes también causa desconcierto cuando las madres se encuentran frente a unos bebés que maman mucho y muy a menudo. Es decir, frente a bebés normales.

En los años ochenta había una gorila en el circo de Columbia, en Ohio. Nació y creció en cautividad, sin estar en contacto con otras madres. No tenía ninguna amiga madre ni había visto nunca a un bebé gorila. La inseminaron, y unos meses después nació un bebé gorila sano. La gorila nunca lo amamantó, y el bebé murió al poco tiempo de nacer. Al cabo de un tiempo, la inseminaron de nuevo. Esta vez, voluntarias de La Leche League, una red mundial de apoyo a la lactancia, se sentaban a menudo enfrente de la gorila y amamantaban a sus bebés. La gorila las observaba con interés.

De todos modos, cuando el segundo bebé gorila nació, no supo qué hacer. Voluntarias de La Leche League corrieron al zoológico, una de ellas cogió a su bebé delante de ella y se lo llevó al pecho. La gorila repitió lo mismo y su bebé empezó a mamar. Esta historia es real. No somos distintas de esa gorila, en el sentido de que también aprendemos por imitación.

No hubo información, ni estadísticas, ni percentiles. Constantemente veo a mujeres que quieren dar el pecho sobrepasadas con información y pautas que apelan a lo racional.

Desde contar pañales o mililitros de leche extraída hasta los minutos de lactancia en cada pecho. Dar el pecho, como todas las habilidades maternas, es algo que aprendemos sintiéndolo y haciéndolo. Es algo que aprendemos juntas, rodeadas de otras madres. Y aún hoy en día a veces nos parecemos a esa gorila, que maternaba en cautividad, con una falta de referentes brutal.

Me permito aprender a amamantar respetando mis tiempos.

EL APOYO

El segundo reto es contar con el apoyo que necesitas. Más apoyo no siempre es mejor, lo importante es la calidad de ese apoyo, esa es la parte crítica. Te recomiendo encarecidamente que durante el embarazo hayas localizado a un par de profesionales en tu zona por si se diera el caso y necesitases ayuda. No asumas que el personal sanitario que te acompañe sabrá apoyarte. Cada vez hay más formación especializada; pero estoy en contacto con muchas madres y el apoyo a la lactancia, así como la diagnosis de las dificultades inherentes a esta práctica, como la anquilosoglia del bebé —que afecta al frenillo lingual—, deja mucho que desear.

Por suerte, esto está cambiando. Sin embargo, no podemos asumir que todas las profesionales de la obstetricia o las pediatras sabrán acompañarnos en la lactancia tal como necesitamos. Por eso es importante que cuentes con una red de apoyo. Empieza a tejer esa red ya desde el embarazo. Localiza a profesionales que puedan ayudarte si surgen dificultades: desde IBCLC, que son las profesionales con mayor formación, hasta asesoras de lactancia, madres que amamantan y se han formado en lactancia, pasando por grupos de apoyo locales y círculos de crianza. El mayor aprendizaje es el vivencial, el que parte de tu propia experiencia y de estar en contacto con las experiencias de otras madres. Rodéate de madres que amamantan, y escucha también a esas madres que quisieron hacerlo pero finalmente tuvieron que tomar otros caminos.

Más allá del apoyo experto, sentirte acompañada por tu entorno resulta determinante. Los resultados de los estudios sobre el papel de las madres de las madres, ahora abuelas, y de las parejas en la lactancia materna son contradictorios. En algunos casos el entorno ayuda, mientras que, en otros, es un obstáculo. En general, la presencia de la pareja prestando apoyo emocional es positiva. Sin embargo, también puede interferir en el proceso.[47] En cuanto al apoyo de las madres, el mayor indicador de éxito se da cuando las que ahora son abuelas dieron el pecho. Las abuelas sin experiencia vivencial dando el pecho no mejoran los resultados en las lactancias de sus hijas, incluso aunque cuenten con información.[48] Esto indica que más allá de la información, necesitamos que el aprendizaje sea vivencial. Que madre y bebé dispongan de tiempo e intimidad para aprender. Que el entorno apoye ese aprendizaje.

LAS CREENCIAS

El tercer impedimento son las creencias. Por un lado, la creencia de que dar el pecho es un privilegio y no la norma (la interiorización de la desconfianza en el propio cuerpo). Por otro lado, existe la creencia de que dar el pecho es sinónimo de esclavitud y sacrificio, fruto de una sociedad que apremia a la mujer para que supere la maternidad como si nada hubiera sucedido y vuelva rápidamente a su vida anterior. De nuevo, se trata de una creencia heredada de la cultura capitalista e individualista, pero que también han hecho suya algunas corrientes del feminismo que rechazan la maternidad.

DIFICULTADES EN LA CONCILIACIÓN

El cuarto problema es que estamos a merced de un sistema que no apoya la lactancia, con bajas maternales insuficientes y un mercado laboral que discrimina y dificulta la conciliación. Hay escuelas infantiles que no permiten llevar leche materna, mientras que en otras sí

47. E. H. Emmott y R. Mace, «Practical Support from Fathers and Grandmothers Is Associated with Lower Levels of Breastfeeding in the UK Millennium Cohort Study», *PloS one*, 10 (7), e0133547, 20 de julio de 2015, <https://doi.org/10.1371/journal.pone.0133547>.

48. J. S. Grassley, B. S. Spencer y B. Law, «A grandmothers' tea: evaluation of a breastfeeding support intervention», *The Journal of perinatal education*, 21 (2), 2012, pp. 80-89, <https://doi.org/10.1891/1058-1243.21.2.80>.

está permitida, pero no es demasiado bien recibida. Muchas madres se ven obligadas a destetar cuando tienen que reincorporarse a la vida laboral dieciséis semanas más tarde. No hacerlo conlleva un gran esfuerzo, al que cabe sumar las exigencias del mundo laboral y las propias de su nuevo rol de madres, que comporta un trabajo a jornada completa: desde crear sus propios bancos de leche hasta tener que extraerse la leche de forma regular durante todo el día, pasando por levantarse de madrugada para la extracción en las horas más productivas.

A este contexto hay que añadir la presión, propia y externa, que supone lograr una lactancia exclusiva hasta los seis meses, tal como recomienda la OMS.

DAR EL PECHO NO DUELE

El cuarto obstáculo es la dificultad de normalizar el dolor. La naturaleza de la lactancia es que sea placentera, amorosa y gustosa. Lo normal no es que duela, sino que genere un estado de placer. En algunas ocasiones, puede aparecer el dolor. Aunque no dispongo de datos científicos, recientemente hice una encuesta en mis redes sociales a la que respondieron más de siete mil mujeres, el cincuenta y cuatro por ciento de las cuales había sentido dolor en su lactancia. El dolor no es normal. Si te duele, entonces hay que buscar ayuda. Si sientes dolor al dar el pecho, no vas a disfrutarlo. No estarás bien. Este punto nos conduce a uno de los anteriores: contar con el apoyo necesario.

A continuación, conoceremos la fisiología y la psicología de la lactancia, e indagaremos en aquellas creencias que no nos aportan ningún beneficio, a fin de poder dejarlas atrás. No olvides que este aprendizaje se nutre principalmente de la red de apoyo con la que cuentes, tanto de mujeres lactantes como de tu entorno más cercano, y de profesionales con formación específica en caso de que surjan dificultades.

Cómo funciona la lactancia

PRODUCCIÓN DE LECHE

Ya desde el embarazo tu cuerpo se prepara para la lactancia: alrededor del octavo mes, tus pechos han comenzado a fabricar leche. De hecho, algunas mujeres ya pueden observar el calostro en la recta final del embarazo. ¡No te preocupes si no es tu caso! La producción de leche se debe principalmente al aumento paulatino de una hormona llamada prolactina. Dicha producción aumenta de manera progresiva tras el nacimiento de tu bebé, y llega a un punto álgido después del alumbramiento de la placenta en el parto. Esta hormona, junto con otros fenómenos complejos, es la responsable de que tengamos leche. Además de la prolactina, también necesitamos oxitocina, la hormona del amor, que, asimismo, es la responsable de las contracciones uterinas, tanto en el parto como en los orgasmos. Durante el parto la producimos a raudales, y cada vez que amamantamos provoca la eyección de la leche.

El bebé nace con el instinto y el reflejo de amamantar. Es importante que mame por primera vez durante la primera hora de vida. Los bebés nacen esperando ser amamantados, y el cuerpo de la madre espera amamantar. Durante la primera hora de vida ya tienen el instinto y el reflejo de reptar al pecho e iniciar la lactancia. Pero que haya reflejos instintivos involucrados en la lactancia no debe confundirse con que todo el proceso sea instintivo. Requiere un aprendizaje, sobre todo si a lo largo de nuestra vida no hemos estado rodeadas de madres que hayan amamantado. Como ya hemos visto, en el proceso hay una parte instintiva, una parte mecánica y otra hormonal. Durante los primeros días producimos calostro, una leche más densa y muy rica en nutrientes e inmunoglobulinas. Muchas madres dudan de si tienen suficiente leche, porque les parece que producen poca cantidad, pero el calostro es oro líquido, fundamental para proteger al bebé. La subida de la leche suele llegar entre finales del segundo y el cuarto día. Entonces la producción es abundante y se establece una lactancia regular.

El reflejo de succión facilita que los bebés se agarren al pecho. La succión estimula el pezón enviando una señal a nuestro cerebro. Dentro de este, esa señal es recibida por el hipotálamo, centro regulador de nuestros órganos, que a su vez estimula la hipófisis, la glándula principal del sistema endocrino, encargada de secretar hormonas. La hipófisis secreta las hormonas principales de la lactancia, que son la oxitocina y la prolactina.

La prolactina estimula la síntesis y la producción de leche. Cada vez que la madre amamanta, sus niveles aumentan entre diez y veinte veces. Eso hace que mientras el bebé consume leche, al mismo tiempo se vaya sintetizando más, y las reservas se mantengan en equilibrio. Tras la toma, el efecto estimulador de la prolactina persiste alrededor de una hora, lo cual facilita que se mantenga la producción de leche. Cuanto más mame el bebé, mayor será la cantidad de prolactina secretada y, en consecuencia, la producción de leche. Por su parte, la oxitocina estimula la contracción de las células que cubren las reservas de leche de la madre y provoca su vaciamiento, primero hacia los conductos galactóforos y luego hacia el pezón. Es lo que se conoce como reflejo de eyección. Además, la prolactina y la oxitocina actúan sobre los circuitos cerebrales de la madre que están relacionados con el vínculo y el apego, reforzándolos. De hecho, la oxitocina interviene en muchos más procesos. Un estudio demostró que las mujeres que amamantan se vuelven más tranquilas y toleran mejor la monotonía y el aburrimiento, algo muy útil cuando tienes que cambiar un pañal por décima vez.[49]

El inicio precoz de la lactancia materna y las tomas regulares y constantes, a demanda, son importantes para lograr una lactancia exitosa. Y también hay que tener en cuenta que

---

49. K. Uvnäs-Moberg, «Oxytocin may mediate…», art. cit.

el uso de chupetes o tetinas en el primer mes interfiere en el establecimiento de la lactancia materna.

¿CUÁNDO AMAMANTAR?

Saber cuándo alimentar a tu bebé implica confiar en tu instinto. Cuando aprendas a leer las pistas que te da tu bebé para indicarte que tiene hambre, te resultará más fácil responder y alimentarlo mucho antes de que llegue a estar desesperado por comer. La lactancia siempre es a demanda, salvo en casos muy concretos, como bebés prematuros o con peso muy bajo que pueden requerir ser amamantados con mayor frecuencia. Siempre que el bebé lo busque, le ofreceremos el pecho. Suelen expresarlo moviendo la cabeza de un lado a otro, o chupándose las manos. El llanto solo llega como último reclamo, pero antes nos darán pistas. Poco a poco irás conociendo y entendiendo las señales de tu bebé. No tengas prisa. Ofrece el pecho a demanda, sin cambiar de pecho hasta que el primero se haya vaciado. Será el bebé quien se retire tras finalizar la toma.

Dar biberón

La que aporta la nutrición eres tú, tu presencia, tu amor. Alimentar a tu bebé supone un momento de unión, de conexión y vínculo. Puedes optar por alimentar exclusivamente con leche de fórmula en biberón, con leche materna extraída o por una lactancia mixta, alternando pecho y biberón. Aliméntalo cuando te lo pida, respondiendo a sus necesidades, y dejando que sea él mismo quien se regule. Guíate por tu bebé y no por el reloj.

Cuando alimentes a tu bebé, abrázalo, aprovecha esos momentos para hacer piel con piel los primeros días. Mantén el contacto visual. Durante las primeras semanas busca un lugar privado y tranquilo para alimentarlo. Aliméntalo tú siempre que puedas. Eso no quita que otras personas puedan darle alguna toma, pero lo que más lo nutre es que lo hagas tú. Tu entorno puede apoyar con cambios de pañal, a la hora del baño, calmándolo y en otras muchas tareas.

Coloca a tu bebé cerquita de ti. De vez en cuando puedes subirte la camiseta y aprovechar para hacer piel con piel. Míralo a los ojos. Háblale o cántale para calmarlo, sobre todo si está llorando o nervioso antes de la toma. Alterna el lado en el que colocas a tu bebé para alimentarlo. No utilices siempre tu lado dominante, ya que alternar ambos lados favorece su desarrollo. Ofrécele el biberón rozando su labio superior hasta que tu bebé abra la boca y puedas introducir la tetina. Mantén el biberón horizontal y ligeramente inclinado para que la criatura pueda regular la ingesta. Observa las señales que te hará tu bebé cuando haya terminado. Cada bebé es un mundo: puede que retire la cabeza hacia atrás, que deje de succionar o que aparte el biberón.

Si das el biberón a demanda, es posible que suscites muchas críticas en tu entorno. Sobre todo, por parte de las generaciones anteriores, que dieron el biberón siguiendo el reloj.

A veces, imprimirte una guía oficial sobre la lactancia artificial a demanda puede ayudarte a que comprendan que estás siguiendo las recomendaciones actuales.

EL VIAJE EMOCIONAL DE DAR EL BIBERÓN

Tal vez hayas decidido dar el biberón, o quizá tus planes eran otros y las circunstancias te han llevado a tomar la determinación de adoptar este método. Muchas madres se sienten en conflicto con esta decisión. Si has elegido desde la información, conectando con tu sentir y basándote en tus circunstancias, has hecho lo correcto para ti y para tu bebé. Para la mayoría de las madres, dar el biberón no es la opción preferente al inicio. Según datos de Unicef, el ochenta y uno por ciento de los bebés son amamantados en el momento del nacimiento. A los tres meses, solo el doce por ciento siguen alimentándose únicamente del pecho. Esto significa que un ochenta y ocho por ciento, la inmensa mayoría, habrá optado por una lactancia mixta, diferida o exclusivamente mediante leche de fórmula.

Cómo nos sentimos mientras alimentamos a nuestros bebés es algo que está estrechamente vinculado a nuestra salud mental. A lo largo de las entrevistas que he realizado para la escritura de este libro, solo en una ocasión no se mencionó la lactancia. En los círculos de crianza a los que asistí en mis postpartos, encontré a más de una madre avergonzada por dar el biberón, que sentía la necesidad de justificarse. Un bebé se alimenta de media entre ocho y doce veces a lo largo del día, lo cual indica que esta actividad es la que ocupa más tiempo en el cuidado del bebé. Por consiguiente, si mientras lo hacemos nos sentimos mal, nos sentiremos mal la mayoría del tiempo. Si crees que te encuentras en esa situación, te aconsejo que pidas ayuda.

Es necesario validar nuestra experiencia y nuestras decisiones. Tu valor como madre no tiene que ver con cómo alimentes a tu bebé. Muchas lactancias no son como una desearía o se había imaginado que serían. Muchas lactancias son fuente de sufrimiento por motivos muy variados. Muchas madres sufren hasta que finalmente dejan atrás la sensación de pérdida y derrota que las subyugaba y logran desprenderse de ese sufrimiento. Conecta con todo aquello que te aporte paz. Con lo que necesitas, y aprécialo en lo que vale.

La lactancia materna es la herramienta fisiológica del vínculo, pero no por los nutrientes que el bebé recibe, sino por el contacto. Puedes hacer de esos momentos de biberón un acontecimiento que intensifique el vínculo, crear un entorno íntimo, sereno, que os aporte paz tanto a ti como a tu bebé.

Elijo lo mejor para mí y para mi bebé.

MI PLAN DE LACTANCIA

Señala la opción de lactancia que prefieres y describe brevemente por qué la has elegido. Tener a la vista el motivo de tu elección te ayudará a conectar con todo aquello que te hace sentir en paz como madre.

Voy a alimentar a mi bebé con...

☐ Lactancia materna exclusiva   ... PORQUE...   *Escribe tu respuesta aquí.*

☐ Lactancia mixta   ≫   -----------------------------

☐ Biberón   -----------------------------

QUÉ O QUIÉN PUEDE AYUDARME

Escribe aquí todo lo que puede ayudarte (piel con piel con mi bebé, grupos de crianza, ambiente íntimo, etc.).

QUÉ AFIRMACIONES POSITIVAS PUEDEN AYUDARME SI SURGEN RETOS

Ejemplo: tomo las mejores decisiones para mí y para mi bebé teniendo en cuenta mis circunstancias.

Resumen del capítulo

- Tu bebé se nutre de tu amor.

- Elijas lo que elijas, será lo mejor para ti y tu bebé en función de tus circunstancias.

- Respeta tu sentir y siente la calma y el amor que hay en ti cuando alimentes a tu bebé.

- Rodéate de personas y profesionales que te apoyen en el logro de tus objetivos y, sobre todo, rodéate de otras madres.

PÍLDORAS DE REFLEXIÓN

¿Por qué te has decidido por esta opción de lactancia para alimentar a tu bebé?

....
....
....
....
....

¿Cómo te sientes durante las tomas de tu bebé?

....
....
....
....
....

¿Cómo puedes hacer de cada toma un momento placentero, de calma y conexión?

....
....
....
....
....

14

RECONOCIENDO EL CUERPO

Cada célula de tu cuerpo trabaja las veinticuatro horas del día para mantenerte viva. No solo eso, también ha creado una nueva vida y ahora se esfuerza sin descanso por mantenerla a salvo. Tu cuerpo es la casa donde reside tu personalidad, tus valores, fortalezas, sentimientos, y cuanto hace que seas quien eres. Es una obviedad que a menudo pasamos por alto. ¿Te imaginas vivir llena de gratitud y admiración hacia tu cuerpo? Agradecerle todas esas funciones que mantiene activadas permanentemente sin que te des cuenta: desde el latido del corazón hasta el sistema inmunológico, luchando constantemente contra infinitas amenazas. Sin embargo, somos la única especie que cuestiona sin cesar la validez de nuestro cuerpo, sobre todo durante el embarazo, el parto y el postparto.

Reconociendo los cambios

¿Eres la misma que antes de ser madre? ¿La experiencia de la maternidad te ha cambiado? Seguro que puedes responder rápidamente, casi sin pensar: ¡por supuesto que sí! Eres una nueva versión de ti misma. Entonces, si aceptamos que la maternidad nos cambia psicológicamente, ¿por qué negar que transforma nuestro cuerpo? Cuidado, eso no quiere decir que no te cuides, o que te gusten todos los aspectos de tu cuerpo. Pero ¿por qué no hacerlo desde otro lugar? Desde la aceptación y el amor a nosotras mismas. Dejemos de centrarnos en borrar las huellas que la maternidad deja en el cuerpo y en el alma, persiguiendo cánones de bella inalcanzables.

Cuídate desde el amor a lo que eres ahora, no desde la búsqueda de un objetivo estético.

Durante el embarazo, tu cuerpo ha creado a tu bebé con todos los cambios físicos que conlleva alumbrar una nueva vida. Semana a semana, dando forma a ese nuevo ser perfecto que tienes entre tus brazos. El embarazo y el puerperio son expresiones de salud. No estás enferma, pero eso no quiere decir que no sean procesos profundamente transformadores y que no demanden un gran consumo energético.

Tus hormonas, tus nutrientes, tu energía, tu sistema inmunológico, tu equilibrio, tus tejidos, tu cerebro cambian, todo se adapta y se pone al servicio de esa nueva vida. Con el nacimiento de tu bebé, tu cuerpo se abre, es el portal a la vida que ha gestado en los últimos meses. No importa cómo des a luz a tu bebé. Tu cuerpo necesita tiempo para reajustarse, para encontrar su equilibrio. En muchas culturas se persigue esa sanación a través del descanso, de la comida nutritiva, el sueño y el amor. Cuando nace el bebé, no todo se centra únicamente en el bebé, sino también en la madre.

Nuestra cultura, sin embargo, tiende a poner el foco en la madre solo para exigir su vuelta a la normalidad. No hay dos cuerpos con necesidades, formas o tamaños idénticos. Todas tenemos nuestra propia genética, diferentes ritmos, experiencias vitales distintas, condiciones y contextos completamente subjetivos, únicos y diferentes. A pesar de ello, tendemos a comparar nuestro cuerpo. La medida de comparación por excelencia es el peso, el que cogemos o el que perdemos, y cuánto tiempo nos lleva. Comparar cuánto orinamos nos parecería ridículo; pero, por algún motivo, hablar del peso es una práctica normativa y totalmente aceptada.

He perdido la cuenta de la cantidad de madres que comparten conmigo el estrés que provocan los controles de peso ya en el embarazo, y la presión a la que se nos somete desde todos los ámbitos, incluido el sanitario. Y el postparto no está exento de esa presión. ¿Cómo iba a estarlo? Tras meses de transformación física y emocional, nace tu bebé, y la metamorfosis continúa. Mientras nos sucede todo esto, industrias multimillonarias se benefician de machacarnos con que necesitamos recuperar el cuerpo que teníamos antes desde el punto de vista estético, borrar las estrías, conseguir un vientre plano o bajar de peso. El gancho suele estar en prometer rapidez y resultados estéticos.

Sería más sano detener la mirada en la escucha y el reconocimiento de nuestro cuerpo, que ha cambiado, porque la vida es cambio, y el cambio es movimiento. Desde ese lugar podemos cuidarnos, sin que el fin sea la persecución de un objetivo estético. Sin embargo, al sistema le resulta más rentable económicamente que nos sintamos insatisfechas.

A lo largo del libro he hecho hincapié en la parte emocional que está estrictamente vinculada a nuestro cuerpo. Somos cuerpo y mente, y ambos están entrelazados. Sentimos el cuerpo porque somos cuerpo, y ese cuerpo es nuestra casa para toda la vida y el primer hogar que habitan nuestras criaturas. Por eso es tan importante el modo en que nos relacionemos con nuestro cuerpo.

Aceptando tu cuerpo

El postparto es una invitación a revaluar cómo nos relacionamos con nosotras mismas prácticamente en todos los aspectos. Si hemos pasado por alto alguna cosa, esta aparece como un invitado sorpresa, brindándonos la posibilidad de elegir un camino distinto y de subsanar el problema en cuestión.

Nuestro cuerpo, antes de ser una casa para nuestro bebé, ya era y es la nuestra. El hogar que habitamos desde que nacemos hasta que morimos. Si somos capaces de aceptarlo en lugar de juzgarlo o rechazarlo, estaremos mejorando nuestra vida. Como mujeres, aceptar nuestro cuerpo no es tarea fácil, pues vivimos en una sociedad que lo cosifica, presiona y juzga. Hacerlo no es solo una victoria personal; es un desafío a las industrias multimillonarias que viven de vendernos la idea de que hemos de tener «mejor» aspecto. Es un desafío al canon de belleza único de la mujer alta, delgada y joven. La mayoría de las mujeres que vemos en los medios se ajustan a esos cánones, y los filtros y retoques fotográficos hacen que la inmensa mayoría del contenido vaya en esa línea.

Por el contrario, nuestro cuerpo de madre que acaba de dar a luz luce sus pechos rebosantes, el abdomen flácido y las caderas anchas. La idea de belleza que se nos ha inculcado según el canon único es lo opuesto a lo natural en el postparto. De ahí que vivir en paz con nuestro cuerpo sea radical, revolucionario y una victoria personal y social.

En nuestra sociedad todo gira siempre en torno a la idea de recuperar. A las madres se nos presiona injustamente para que nos sintamos felices y ofrezcamos un determinado aspecto. Oímos hablar constantemente de la recuperación postparto, como si de una carrera por recuperar el físico previo al embarazo se tratase. Sin embargo, no hay nada que recuperar, porque somos otras. Nuestro cuerpo y nuestra alma han cambiado. Eso no quiere decir que no cuidemos nuestro cuerpo, sino que lo hagamos desde otro lugar. No desde la idea de querer recuperar algo perdido, sino desde reconocernos en nuestro cuerpo y cuidarlo tal y como es.

Mi cuerpo es mi templo.

El arte del *kintsugi* japonés reconstruye objetos rotos sin eliminar las grietas y partes desconchadas. Lejos de verlas como imperfecciones, se resaltan porque forman parte de la historia de ese objeto. Ojalá pudiésemos aplicar el arte del *kintsugi* japonés a nuestro cuerpo puérpero, reconocerlo en su nueva forma, mirar las huellas que la maternidad deja en él como recordatorios de la grandeza de traer vida a este mundo.

Desde fuera se nos pide volver a ser las que éramos, pero ya no somos. Nuestro cuerpo se ha transformado. Yo te propongo desconectar de ese ruido externo y conectar con la gratitud, la compasión, la ternura y el placer. En menos de un año has pasado de estar embarazada a no estarlo. Independientemente de cómo hayas concebido, cómo haya sido tu embarazo o cómo hayas dado a luz, traer vida a este mundo siempre es una experiencia transformadora.

Agradezco a mi cuerpo que dé vida a mi bebé.

De hecho, existe el mito de que las madres descuidamos nuestro aspecto desde el punto de vista estético. Es cierto que la falta de tiempo y la tendencia de las mujeres a dejarnos a nosotras mismas para el final puede hacer mella en nuestro autocuidado. Sin embargo, lo que sucede es que todas experimentamos un cambio de prioridades. Recuerdo recibir críticas cuando me corté el pelo durante el postparto. Sinceramente, yo estaba encantada con mi cambio de look, y, más que una consecuencia de mi dejadez, lo consideré un cambio que favorecía mi cuidado. Invertir mi tiempo en desenredarme o secarme el pelo no es algo prioritario para mí. Para otras mujeres puede ser algo que elijan desde el autocuidado, y está bien así. No es universal.

Los cambios físicos del postparto

Durante las primeras horas que siguen al parto, tu útero empezará su involución hasta llegar, semanas después, a su tamaño inicial. Pasa de pesar aproximadamente un kilo a tan solo cincuenta gramos. Por eso durante las primeras horas sentirás contracciones uterinas o entuertos, sobre todo si no es tu primer parto. También el resto de los órganos que se movilizaron para crear el espacio necesario para tu bebé irán volviendo poco a poco a su lugar. Es normal que tu abdomen siga siendo prominente.

Todos los cambios que se han producido en los últimos meses no van a revertirse en unas horas por arte de magia y sin dejar señales. Hay mujeres, una minoría, que genéticamente pueden experimentar ese cambio más rápido. Hay mujeres, la mayoría, que siempre conservarán señales visibles del embarazo, desde estrías hasta una piel más distendida, separación de los rectos abdominales o flacidez. Todos los cuerpos son válidos, tienen sus tiempos y guardan sus memorias.

Me permito sanar respetando mis ritmos.

Si das el pecho, al segundo o tercer día sentirás la subida de la leche. Durante los primeros días del postparto el cuerpo tiene un exceso de líquidos. Si has dado a luz en un parto intervenido, probablemente tengas incluso más retención por los líquidos que recibiste a través de la vía intravenosa. En las primeras semanas irás eliminando ese exceso de líquido. Prepárate para sudar, especialmente durante la noche. Puedes tener una toalla a mano y preparar un pijama para poder cambiarte. También es posible que sientas que orinas más, o más a menudo. Es normal, tu cuerpo está dejando ir todo ese exceso de líquido.

Independientemente de cómo des a luz, experimentarás el sangrado postparto en forma de loquios. Estos son una mezcla de sangre, mucosidad y tejido del interior de tu útero. El sangrado será mayor los primeros días, e irá disminuyendo y cambiando de color. El primer día ese sangrado será de sangre fresca o amarronada, con algunos coágulos. Entre el segundo y sexto día la sangre será más amarronada, o rosada, la cantidad disminuirá y habrá algunos coágulos. Entre los días siete y catorce será marrón oscuro, o rosada, y el sangrado será más ligero. Durante la tercera y cuarta semana los loquios suelen ser más densos en textura, de un tono más claro y mucho más ligeros. Entre las semanas cinco y seis pueden haber desaparecido, o quizá sigas manchando un poquito de color marrón, amarillento o rosado. Si nos excedemos en nuestra actividad, el sangrado puede incrementarse. Es nuestro cuerpo señalizando que necesitamos bajar el ritmo.

Por lo general, la transformación propia del postparto suele durar más de lo que esperábamos. Si amamantas, tu estado hormonal será distinto mientras dure la lactancia. Si no das el pecho, durará al menos tres meses desde que destetaste o desde que diste a luz. Además, algunos cambios son irreversibles. A modo de curiosidad, puede que tus pezones se vuelvan más oscuros y grandes y que tus pechos hayan cambiado de forma y tamaño. Si te han crecido los pies durante el embarazo, se quedarán más grandes. Si tus caderas se han ensanchado, se quedarán así. Esto se debe a la intervención de las hormonas que afectan a nuestros tejidos y ligamentos, especialmente la relaxina.

En lugar de empeñarnos en volver a entrar en nuestros pantalones, el postparto invita a renovar tu armario, desde asesorarte sobre tu nueva talla de sujetador, si ha cambiado, hasta comprar ropa para tu cuerpo actual. Te sentirás mejor que si te obsesionas con entrar en tu ropa anterior.

Por otro lado, en el plano emocional, el modo en que haya ido el parto determinará también cómo te sientes en tu cuerpo. Un parto en el que haya imperado el respeto y del que la mujer sale empoderada, probablemente propiciará una mayor aceptación del cuerpo y de los cambios que conlleva la maternidad. Lamentablemente, muchas mujeres tienen una vivencia difícil, e incluso sufren violencia obstétrica en uno de los momentos de mayor vulnerabilidad. Una experiencia semejante deja huella en el cuerpo y en el alma.

Todos los cuerpos merecen dignidad y respeto, incluido el mío.

Cuidando mi cuerpo

Las necesidades del bebé las cubre el cuerpo de la madre, tanto en el embarazo como en el parto y el postparto. Cuidarlo siempre repercutirá en tu bienestar y, por consiguiente, en el de tu bebé. El cuidado del cuerpo se funda en tres pilares principales: nutrición e hidratación, movimiento y emociones.

NUTRICIÓN E HIDRATACIÓN

Durante el postparto, las demandas nutricionales cambian. Nuestro cuerpo está produciendo leche, reparando tejidos y empleando una gran cantidad de energía. Presta atención a cómo puedes asegurar una buena nutrición e hidratación durante el postparto. Te propongo pensar en tres platos que te gusten y que además sean equilibrados y ricos en nutrientes. Tres alimentos que puedas tener a mano para picar. Tres restaurantes o servicios de comida a domicilio.

En cuanto a la hidratación, ¿cómo vas a conseguir una hidratación óptima? Quizá empiezas tu día bebiendo agua o tienes siempre una botella a mano. Quizá aprovechas las tomas de tu bebé como recordatorio para mantenerte hidratada.

Por último, ¿necesitas ayuda para planificar tu nutrición? Una sesión con una nutricionista especializada en postparto puede aportarte claridad y un programa de alimentación que se ajuste a tus necesidades.

MOVIMIENTO

Las primeras semanas de postparto requieren descanso mientras nuestro cuerpo sana. Pasado ese periodo inicial, anota tres actividades que te gusten y te permitan mantenerte activa. Por ejemplo, el moverte, prestando atención a las señales que te envía tu cuerpo. Puedes empezar solo con la respiración diafragmática que trabajamos en el segundo capítulo.

El momento de pasar a ejercicios de mayor intensidad dependerá de cada madre y de muy diversos factores. Creo que el mejor indicador está dentro de cada una de nosotras, pero también opino que es fácil que tu brújula interna sufra alguna que otra distorsión a causa de las prisas y de las presiones del exterior. Incluso cuando nos escuchamos y sabemos que algo no anda del todo bien, a menudo los propios profesionales sanitarios normalizan el dolor o la incontinencia con el típico comentario: «Es normal, con el tiempo pasará». Pues no. Lo siento. No es normal sentir dolor en las relaciones sexuales, ni orinarte cuando toses. Te recomiendo encarecidamente una revisión con una fisioterapeuta de suelo pélvico en cuanto se presente el menor síntoma, e inclu-

so si te sientes bien, para no empezar a hacer ejercicio con demasiada intensidad antes de que tu cuerpo esté preparado. Una vez tengas luz verde para empezar a entrenar, respeta tus tiempos. Es importante contar con el apoyo de una profesional especializada en postparto y empezar gradualmente. Si vas a clases, asegúrate de que son específicas para el postparto o están adaptadas.

El yoga a menudo se presenta como la solución para esta etapa. Sin embargo, asegúrate de que las rutinas que practiques sean específicas para el periodo de postparto.

Me guío por la brújula interna de mis sensaciones.

SENSACIONES Y EMOCIONES

De nuevo, cultivar la calma y la activación del sistema nervioso parasimpático, tal como hemos ido trabajando a lo largo todo el libro, resulta fundamental para que nuestro cuerpo logre reajustarse. La escucha del cuerpo, de las emociones y de las sensaciones físicas nos permitirá conocernos mejor y crecer a través de la escucha activa a lo que sentimos y necesitamos. El cuerpo nos habla constantemente a través de lo que sentimos, y durante el postparto los sentimientos están a flor de piel. Así, el postparto nos brinda una nueva oportunidad de trabajar la relación con nuestro cuerpo.

Cultivar la habilidad de la escucha del cuerpo no es fácil, ya que por lo general vivimos más centradas en la mente. Tomarnos un respiro a lo largo del día y preguntarnos simplemente «¿cómo me siento?» es el primer paso para reconectar con nuestro sentir. Podemos categorizar las sensaciones que percibamos como agradables, desagradables o neutrales. Te invito a que integres esa pausa en tu día a día.

Observo mis pensamientos, sensaciones y emociones sin enjuiciarlos.

PLAN DE CUIDADO DE MI CUERPO

Tres platos que me gustan y son adecuados para el postparto.

Tres alimentos que quiero tener a mano para picar.

Tres restaurantes o servicios de comida a domicilio.

¿Cómo voy a conseguir una hidratación óptima?

Tres actividades que me gustan e implican movimiento de baja intensidad.

Tres maneras en las que puedo moverme con mayor intensidad cuando me sienta preparada.

Clases, actividades o profesionales a quien puedo recurrir.

NUTRICIÓN E HIDRATACIÓN

MOVIMIENTO

EMOCIONES

¿Cómo me siento? ¿Cómo categorizo ese sentir?

...... AGRADABLE

...... DESAGRADABLE

...... NEUTRAL

¿Qué necesito?

Resumen del capítulo

- Dejar de centrarnos en recuperar el cuerpo, y en su lugar aceptarnos y reconocernos en los cambios que experimentamos es todo un reto y un acto revolucionario en una sociedad que sobrevalora justo todo lo contrario.

- Planea cómo vas a cuidar tu cuerpo a través de la nutrición, la hidratación, el movimiento y la conexión con tus emociones y sensaciones.

PÍLDORAS DE REFLEXIÓN

¿Cómo cuido mi cuerpo?

....
....
....
....
....

¿Qué me hace sentir bien?

....
....
....
....
....

¿Hay algún hábito que quiera abandonar o algún otro que quiera incorporar?

....
....
....
....
....

NOTA FINAL

Decidir ser madre es transformarse. Es aceptar que una parte de ti pasa a vivir fuera de ti. Es experimentar el vínculo más fuerte y eterno que existe. Es sentirte fuerte y vulnerable. No hay madres perfectas, pero hay muchas maneras de ser una buena madre. Tu bebé no necesita a una madre perfecta, te necesita a ti. Tal y como eres. Eres suficiente. Haces suficiente. Sabes suficiente.

Si tuviese que resumir este libro en una frase, sería la siguiente: «Haz lo que te traiga paz». La manera en la que pensabas que harías las cosas desde la teoría casi siempre cambia en la práctica. Acepta la brecha que siempre existe entre los ideales y lo que funciona para ti y tu familia. Así como cada bebé es único y diferente en sus necesidades, también lo somos las madres. No hay dogmas ni verdades absolutas. Escúchate siempre, y que el ruido de fuera no haga sombra a la voz de dentro. La naturaleza nos equipa con amor, el resto es aprendizaje.

Vivir nuestros postpartos como un regalo, desde el placer y la escucha, es una revolución. Un disfrute que poco tiene que ver con los pájaros con los que nos llenaron la cabeza sobre la maternidad. Si has llegado hasta aquí es porque has sentido la inquietud de buscar respuestas desde la escucha mientras trazas tu camino. Espero que la información y recursos de este libro te ayuden a conocerte mejor en tu nuevo rol, a confiar, a dejar ir los miedos, a conectar con tu instinto y con tu bebé y, sobre todo, a tener el mejor comienzo posible en tu maternidad.

Rodéate de otras madres. No hemos sido diseñadas para hacerlo solas. Necesitamos compartir nuestras vivencias con otras mujeres que atraviesan o han vivido el mismo momento vital. Compartir lo que nos sucede en espacios seguros nos ayuda a integrar la experiencia, a recuperar la sabiduría compartida y a saber que no estamos solas. Si deseas compartir tu experiencia, estaré encantada de leerte. Puede quedar entre nosotras, o si lo deseas, puede llegar a más madres. El mundo necesita escuchar más relatos de maternidad narrados por madres.

Ahora es tu momento, coge tu propia antorcha, enciéndela e ilumina el camino de otras mujeres ¿Cómo? Compartiendo tu experiencia. Hablando de las luces y de las sombras del postparto. Hablando de los retos, y de que fue más fácil de lo que anticipabas. Narrar nuestras experiencias es lo que iluminará el camino de otras mujeres. Deseo que todas las mujeres se sientan acompañadas. Tenemos la ocasión de tejer una red y una comunidad, de compartir entre todas, de apoyarnos, de sostenernos y de ser dueñas de nuestros caminos.

Te deseo el mejor comienzo posible en tu maternidad. Que tu postparto esté lleno de luz, que las sombras estén llenas de aprendizaje y que nunca pierdas de vista que todo lo que necesitas ya está dentro de ti.

NOTA PARA ACOMPAÑANTES: ACOMPAÑANDO EL POSTPARTO

En esta nota final me dirijo a ti: padre, madre no gestante o principal acompañante de madre y bebé durante el postparto. Con el fin de facilitar la escritura de esta sección he utilizado el género masculino, ya que en la mayoría de los casos será el padre quien lea estas líneas. Sin embargo, lo que comparto es relevante para todas las personas que acompañen al binomio madre-bebé durante el postparto, independientemente de su sexo.

Es inapropiado generalizar cuando se habla una experiencia tan individual y única. No es lo mismo ser padre que ser madre no gestante. No es lo mismo ser madre soltera que maternar en pareja. Más allá del modelo familiar, cada experiencia es única e irrepetible. Soy consciente de que me dejo muchas otras realidades por el camino, pero esto se debe a que en mi trabajo no he tenido ocasión de tratarlas de primera mano. Espero que, sea cual sea tu realidad, puedas aprovechar lo que te haya resultado más relevante de este libro; por mi parte, yo siempre estaré abierta a escuchar tu experiencia.

Si hay algo que no admite discusión, es que estáis juntos en esta aventura, pero cada uno la afrontáis a un ritmo distinto. Asimismo, la llegada del bebé supone un cambio en las dinámicas de pareja y en cómo os relacionáis. Igual que sucede con todos los cambios, tendréis que pasar por un período de reajuste que se inicia en el postparto. Inevitablemente, esa transición se verá influenciada por cómo haya sido el embarazo y el parto. Para muchos, encajar las demandas y expectativas del rol de padre puede ser todo un reto.

Existe una carencia de referentes para los hombres en cuanto a cuidar, pues esta es una tarea que tradicionalmente han liderado las mujeres. Ojalá seas la excepción, pero en general venimos de generaciones de paternidades poco implicadas en los cuidados de los hijos. Sois padres de vuestros hijos y también de un cambio profundo y necesario en el modelo familiar. Ya empieza a ser común el deseo de romper con esa ausencia heredada. Sin embargo, en la práctica no resulta fácil llevar a cabo semejante cambio.

La paternidad descoloca, y muchos tenéis la sensación de que las madres son las únicas que saben atender al bebé, de que habéis pasado a un segundo plano, o de que no sabéis cómo hacerlo. El tiempo todo lo ordena, y el tiempo también nos proporciona la experiencia y el aprendizaje. A continuación, expondré algunos puntos que, según mi experiencia acompañando a familias, pueden serte de utilidad.

1 - El vínculo ya está ahí, y el amor a veces se cuece a fuego lento

En el nacimiento, madre y bebé se separan físicamente, pero no emocionalmente. El bebé necesita más a la madre que lo ha gestado. La madre cubre todas las necesidades del bebé. Si la madre está bien, el bebé estará bien. Por consiguiente, si cuidas de la madre, cuidas de tu bebé. En el postparto inmediato, ser padre implica cuidar de la madre, y más adelante, pasadas esas primeras semanas, también del bebé.

Es importante que también tengas momentos con tu bebé, y se ha demostrado sobradamente que estos momentos fortalecen el vínculo, al estimular una serie de cambios hormonales necesarios para desarrollar una conducta paterna orientada a los cuidados del bebé. Las madres tienen nueve meses para prepararse, para crear vínculo con su bebé. En tu caso, tu vínculo también está ahí y se irá cociendo a fuego lento mientras conoces a ese nuevo ser que habéis traído al mundo. No has pasado por la revolución física y emocional que implican el embarazo y el parto. Date tiempo, daros tiempo.

2 - Paternar implica renuncias

Con la llegada de tu bebé se producen muchos cambios que implican renuncias. Las prioridades varían. La aceptación, que no resignación, es tu mejor aliada. Muchos hombres sienten que han pasado a un segundo plano. La paternidad también comporta renuncias, y una de ellas es aceptar ese cambio, y que la relación de pareja se ajuste a la nueva realidad. Algunos aspectos de tu vida se pondrán en pausa para dar prioridad a esa nueva vida que acaba de llegar.

3 - Maternar y paternar son habilidades aprendidas

Paternar es una habilidad aprendida para la que muchos padres carecen de referentes. A esa falta de referentes hay que sumar las grandes exigencias que la figura paterna debe afrontar cuando los cuidados recaen en la familia nuclear y no se cuenta con el apoyo de una comunidad que cuide y sostenga. A veces, la lista de cosas que hacer es simplemente excesiva para dos personas que acaban de acoger a un bebé. Contar con una red de cuidados facilitará la transición a la maternidad y a la paternidad.

Es importante que pases tiempo con tu bebé, conociéndolo y aprendiendo a responder a sus necesidades. No todo lo resuelve el pecho o los brazos de la madre. Como padres también podéis aprender a calmar al bebé, a dormirlo, a portearlo, a bañarlo o simplemente a sostener su llanto.

4 - El postparto no es lineal

Durante el postparto más inmediato, en las primeras semanas, la madre necesita reconocimiento, apoyo y mucha colaboración para poder delegar todo lo delegable. Está inmersa al cien por cien en el cuidado del bebé y en el descanso. Es un periodo intenso durante el cual se establece la lactancia y se aprende a responder a las necesidades del bebé.

En las primeras dos semanas muchas madres están muy sensibles y tristes. Esa hipersensibilidad es necesaria para conectar con el bebé y siempre que cese al cabo de unas dos semanas aproximadamente, se encuentra dentro de la normalidad. Aun así durante todo el periodo del postparto prevalecerán la ambivalencia y los sentimientos encontrados.

Pasadas esas primeras semanas, muchas madres se sienten solas. A veces esa soledad llega con la vuelta al trabajo del progenitor no gestante. Otras, se instaura mucho antes por la falta de espacios y de conexión con otras madres. Por eso resulta fundamental poder estar en contacto con otras madres que atraviesan el mismo momento vital. Los hombres tenéis aún menos espacios donde compartir vuestra experiencia con otros padres, pero poder contar con algún lugar de encuentro os ayudará en vuestra transición a la paternidad.

5 - Espacios de cuidados

Las madres necesitan disponer de espacios para cuidarse. Por tu condición de padre, ya sea porque te has reincorporado al trabajo, o porque puedes disfrutar de algunos momentos de ocio, aunque sean puntuales, sigues estando presente en espacios individuales, más allá de ser padre. Cuando la madre se encarga de los cuidados todo el día necesita buscar esos momentos y espacios para reconectar consigo misma.

6 - Entender el cansancio

El postparto somete el cuerpo materno a una exigencia sin precedentes. Teta, brazos, contacto constante, cercanía, cambios físicos y emocionales. Muchas mujeres comentan que sus parejas no entienden por qué están tan cansadas. Permanecer en casa con el bebé puede percibirse como una forma de descanso; sin embargo, es algo de lo más apremiante y monótono. A ello hay que sumar la carga mental invisible que supone tener en mente todo lo que se necesita para el buen funcionamiento del hogar, aunque en la práctica la ejecución de tareas sea compartida.

Es decir, no es lo mismo cocinar que tener que pensar lo que vais a comer hoy y hacer la compra. No es lo mismo llevar a vuestra criatura a una visita médica que tener en mente todo lo que hay programado para la semana, qué días y a qué horas. No es lo mismo ir a comprar los pañales que saber cuántos quedan y estar siempre pendiente de que no se acaben.

Por último, planificar el postparto, hablar de la organización, de la logística y de cómo vais a cuidaros siempre ayuda. Por eso, te animo a que diseñéis juntos o juntas el plan de postparto que acompaña este libro. Os deseo el mejor comienzo posible en vuestra maternidad y paternidad, y en la vida de vuestra criatura.

AGRADECIMIENTOS

Como dice el proverbio africano: «Se necesita una aldea para criar a un niño». Y yo añado: se necesita una aldea para criar a una madre, y también para escribir un libro. Esa aldea la formáis todas las mujeres que he tenido el placer de acompañar. También todas las que habéis compartido vuestra experiencia conmigo. Gracias a todas y cada una de vosotras. Gracias a las mujeres de mi vida. A mis hijas, mis grandes maestras. A mi madre, Carmen: me diste la vida y le diste vida a este libro con tu presencia en las vidas de Ona y de Arlet. A mi suegra, Maribel, por cuidarnos, tu presencia ha sido indispensable para que este libro tomase forma. Gracias a mis amigas del alma y madres, Mónica y Susana, por tantos desahogos juntas: y a las que no sois madres, Raquel y Sandra, pero siempre escucháis sin enjuiciar y con amor. Ojalá vuestros caminos se beneficien de toda esa escucha. A mi amiga Jade, que me ayudó a ser consciente de mis privilegios y a admirar su resiliencia y capacidad de maternar sola y en condiciones adversas sin olvidarse de sí misma. A las madres con las que compartí mi primer postparto: Chetna, Mariyah, Jennifer y Hatice. Me enseñaron el valor de tejer una red, y cómo la maternidad nos atraviesa a todas con más líneas comunes de las que creemos a pesar de nuestras diferencias. Gracias a David, mi marido y compañero de la mayor aventura de nuestras vidas. Finalmente, gracias a Marta de Penguin Random House: sin nuestro encuentro y conexión inmediata, este libro se hubiese quedado congelado en el tiempo, postergado durante años, y quién sabe si algún día hubiese visto la luz.

PLAN DE POSTPARTO

Planifica y anticípate a posibles retos para vivir un postparto más pleno y positivo. Es un documento para ti y las personas que te acompañan en tu maternidad. Es flexible y su objetivo es facilitar una experiencia lo más saludable, placentera y positiva posible.. Rellénalo conectando con tu sentir y con aquello que te trae calma.

MI RELOJ DE AUTOCUIDADO 🕐

Haz una lista de todo aquello que te haga sentir bien. A continuación, piensa en qué puedes hacer en 1, 5, 10, 20 y 30 minutos y escríbalo en este reloj.

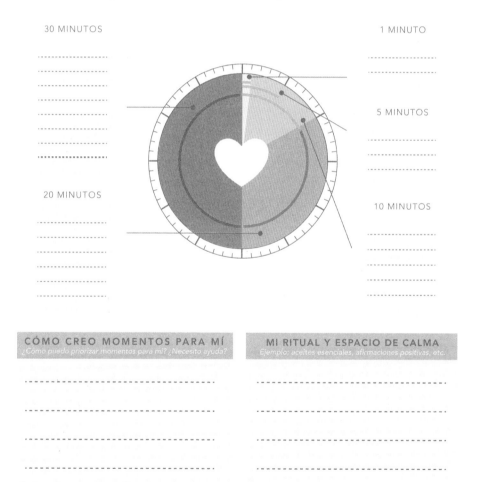

30 MINUTOS

1 MINUTO

5 MINUTOS

20 MINUTOS

10 MINUTOS

CÓMO CREO MOMENTOS PARA MÍ
¿Cómo puedo priorizar momentos para mí? ¿Necesito ayuda?

MI RITUAL Y ESPACIO DE CALMA
Ejemplo: aceites esenciales, afirmaciones positivas, etc.

TU RITMO CIRCADIANO	TU EQUILIBRIO	EL RITMO DEL BEBÉ
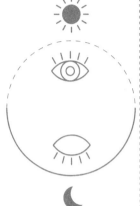	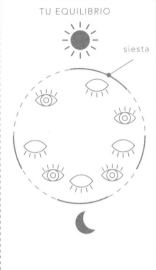siesta	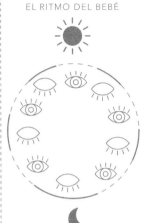

CÓMO LLEGO A MI EQUILIBRIO

¿Qué voy a delegar para crear espacio para el descanso? ¿Quién puede ayudarme?	Definiendo mi rutina de sueño y anclajes	¿Qué me ayuda a descansar?
—	*Leer en la cama, desconectar del móvil dos horas antes o escuchar uno de los audios del libro, etc.*	*Una siesta, un paseo, escuchar música, escuchar uno de los audios del libro, etc.*

Apoyo familiar y de confianza

¿Cómo puede ayudarme mi entorno? Por ejemplo, traer comida, cuidado de otros hijos, hacer la compra, etc.

Apoyo práctico

Limpieza del hogar, comida a domicilio, etc.

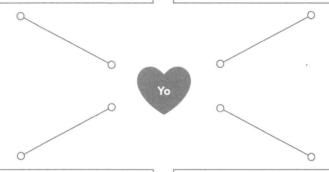

Yo

Apoyo profesional

¿Qué profesionales en mi zona pueden apoyarme en el postparto?

Apoyo de otras madres

Círculos de crianza, grupos de lactancia, grupos de embarazo y postparto, etc.

RELOJ DE AUTOCUIDADO DE LA PAREJA 🕐

Haz una lista de todo aquello que podéis hacer para cuidar de vuestra relación. A continuación piensa en qué puedes hacer en 1, 5, 10, 20 y 30 minutos y escríbelo en vuestro reloj de cuidados.

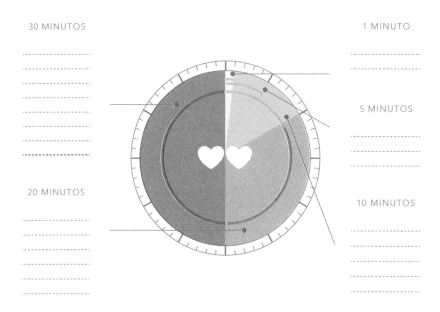

30 MINUTOS

1 MINUTO

5 MINUTOS

20 MINUTOS

10 MINUTOS

LA REGLA DE LOS TRES UNOS: CREANDO ESPACIO PARA NUTRIROS

Ahora que ya tenéis una lista de aquello que os nutre como pareja, cread espacio para darle lugar y cultivar vuestra relación: una vez al día, una vez a la semana y una vez al mes.

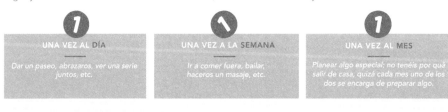

1 UNA VEZ AL DÍA
Dar un paseo, abrazaros, ver una serie juntos, etc.

1 UNA VEZ A LA SEMANA
Ir a comer fuera, bailar, haceros un masaje, etc.

1 UNA VEZ AL MES
Planear algo especial; no tenéis por qué salir de casa, quizá cada mes uno de los dos se encarga de preparar algo.

DISTRIBUCIÓN DE TAREAS 👥

LISTA DE TAREAS DETALLADA	RESPONSABLE

Cuidados del bebé

Registro del bebé, cambiar pañales, alimentar al bebé (día y noche), calmar o dormir al bebé, bañar al bebé, etc.

Labores domésticas

Preparación y planificación de comidas, lavadoras, limpieza, jardinería, hacer las compras, etc.

Cuidados familiares

Cuidado de otros hijos o hijas, cuidado de animales u otras personas a cargo.

Finanzas

Pagar facturas, trámites, papeleo.

Otras tareas

PLAN DE VISITAS CONSCIENTE 🏠

Haz una lista de personas de tu entorno que desean visitarte durante las primeras semanas. Una vez la tengas, forma tres columnas y responde estas tres preguntas en función de cada persona.

1 - ¿Me apetece ver a esta persona?
2 - ¿Por qué? ¿Qué me aporta?
3 - ¿Cuál sería el mejor momento? (Marca una de las tres opciones).

NOMBRE VISITANTE	MOMENTO VISITA		
	Primeros días	2.ª semana	Más adelante
--------------------------	☐	☐	☐
--------------------------	☐	☐	☐
--------------------------	☐	☐	☐
--------------------------	☐	☐	☐
--------------------------	☐	☐	☐
--------------------------	☐	☐	☐
--------------------------	☐	☐	☐
--------------------------	☐	☐	☐
--------------------------	☐	☐	☐
--------------------------	☐	☐	☐
--------------------------	☐	☐	☐
--------------------------	☐	☐	☐

CONECTA CON TU INTUICIÓN

Si deseas conectar con tu intuición de una forma más consciente a la hora de practicar este ejercicio, te propongo lo siguiente:

Empieza por cuatro respiraciones conscientes, inhalas en 4 y exhalas en 8. Presta especial atención a cómo te sientes. Ahora, visualiza a la persona que te acompaña. Observa cómo te sientes. ¿Estás cómoda? ¿Su presencia te cansa o te resulta pesada?

Ahora, visualiza a esa persona cogiendo a tu bebé. ¿Cómo te sientes? Poco a poco, abre los ojos, toma conciencia de lo que has visualizado y de si te apetece o no que esa persona esté presente, cuándo y hasta dónde. Puede que te apetezca su visita, pero no que coja a tu bebé.

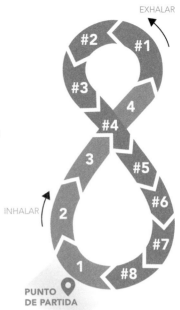

EXHALAR

INHALAR

PUNTO DE PARTIDA

MI PLAN DE LACTANCIA

Señala la opción de lactancia que prefieres y describe brevemente por qué la has elegido. Tener a la vista el motivo de tu elección te ayudará a conectar con todo aquello que te hace sentir en paz como madre.

Voy a alimentar a mi bebé con...

☐ Lactancia materna exclusiva   ... PORQUE...   *Escribe tu respuesta aquí.*

☐ Lactancia mixta   ≫   ----------------------------------

☐ Biberón   ----------------------------------

QUÉ O QUIÉN PUEDE AYUDARME

Escribe aquí todo lo que puede ayudarte (piel con piel con mi bebé, grupos de crianza, ambiente íntimo, etc.).

QUÉ AFIRMACIONES POSITIVAS PUEDEN AYUDARME SI SURGEN RETOS

Ejemplo: tomo las mejores decisiones para mí y para mi bebé teniendo en cuenta mis circunstancias.

PLAN DE CUIDADO DE MI CUERPO

Tres platos que me gustan y son adecuados
para el postparto.

- -

Tres alimentos que quiero tener a mano
para picar.

- -

Tres restaurantes o servicios de comida a
domicilio.

- -

¿Cómo voy a conseguir una hidratación óptima?

- -

Tres actividades que me gustan e implican
movimiento de baja intensidad.

- -
- -
- -

Tres maneras en las que puedo moverme
con mayor intensidad cuando me sienta
preparada.

- -
- -

Clases, actividades o profesionales a quien
puedo recurrir.

- -

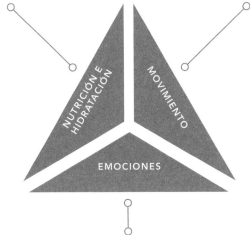

NUTRICIÓN E HIDRATACIÓN

MOVIMIENTO

EMOCIONES

¿Cómo me siento? ¿Cómo categorizo ese
sentir?

- - - - - - AGRADABLE

- - - - - - DESAGRADABLE

- - - - - - NEUTRAL

¿Qué necesito?

- -
- -
- -
- -